基层复合型卫生计生监督人才培训课程规划书

国家卫生计生委综合监督局
国家卫生计生委卫生和计划生育监督中心 组织编写

王苏阳 薛晓林 陈 锐 主编

中国协和医科大学出版社

图书在版编目（CIP）数据

基层复合型卫生计生监督人才培训课程规划书／王苏阳，薛晓林，陈锐主编. —北京：中国协和医科大学出版社，2014.10

ISBN 978-7-5679-0174-2

Ⅰ. ①基…　Ⅱ. ①王…　②薛…　③陈…　Ⅲ. ①卫生管理-人才培养-研究-中国　Ⅳ. ①R199.2

中国版本图书馆 CIP 数据核字（2014）第 223801 号

基层复合型卫生计生监督人才培训课程规划书

主　　编：王苏阳　薛晓林　陈　锐
责任编辑：许进力

出版发行：中国协和医科大学出版社
（北京东单三条九号　邮编 100730　电话 65260378）
网　　址：www.pumcp.com
经　　销：新华书店总店北京发行所
印　　刷：北京佳艺恒彩印刷有限公司

开　　本：787×1092　1/16 开
印　　张：20.[illegible]
字　　数：350 千字
版　　次：2014 年 10 月第 1 版　2014 年 10 月第 1 次印刷
印　　数：1—3000
定　　价：46.00 元

ISBN 978-7-5679-0174-2

基层复合型卫生计生监督人才培训课程规划书

主　编：王苏阳　薛晓林　陈　锐

副主编：赵延配　高小蔷　段冬梅

编　委：（按姓氏笔画为序）

毛　洁　卢中南　冯　光　申屠杭
李延平　李　晋　邢路微　闫　军
时玉昌　妥　佳　吴建军　吴勇卫
张平西　张　帆　张伟力　张鸿斌
杨海龄　周军海　罗　锋　周　琴
赵月朝　钟发英　骆侃佼　徐天强
顾　健　程有全　谢　杨　舒国通
窦志勇　熊开科　翟廷宝　潘德鸿

前　言

培训工作在卫生计生监督的队伍建设和人才培养中发挥着重要作用，为卫生计生监督事业全面发展提供人才保证和智力支持。原卫生部印发了《2011~2015年全国卫生监督员培训规划》对全员在岗培训和卫生计生监督人才培养等工作提出了明确的要求、目标和任务，尤其是到2015年底，要完成不少于35000名基层复合型卫生计生监督人才的培训，是“十二五”培训规划确定的一项重要任务。

为破解基层在开展培训工作中，存在经费不足、优秀师资缺乏和工学矛盾等难题，促进优质培训资源普及和共享，支持基层开展卫生计生监督员培训和人才培养工作，国家卫生计生委卫生和计划生育监督中心建设了全国卫生计生监督网络培训平台。平台经过三年的建设及网络培训试点、推广工作的开展，网络培训对辐射、带动基层卫生计生监督队伍建设和人才培训工作的开展优势作用明显。

为支持和配合基层开展复合型卫生计生监督人才培训工作，国家卫生计生委综合监督局、卫生和计划生育监督中心组织开展了基层复合型卫生计生监督人才培训课程规划工作，依据《卫生监督员培训大纲（2012年版）》，集中优势资源，对基层复合型卫生计生监督人才培训课程设置、课程教学大纲进行了系统规划，在全国范围内推荐和遴选授课师资，为网络培训课程规范系列开发做好前期准备。课程规划工作依靠省级卫生监督机构，根据各省工作情况、人才和专业优势，由辽宁省卫生厅卫生监督局、上海市卫生局卫生监督所、江苏省卫生监督所、浙江省卫生厅卫生监督局、四川省卫生执法监督总队分别承担了不同卫生计生监督专业的课程规划工作。

基层复合型卫生计生监督人才培训课程规划共设置95门课程，共计163学时，覆盖培训大纲范围，符合基层复合型卫生计生监督人才培养要求，对基层开展培训工作具有一定的指导和规范作用。

课程规划工作还得到了全国各级卫生监督机构、有关部门大力支持，在此一并致谢！

本书在编写过程中难免有疏漏和不妥之处，敬请批评指正。

编　者

目　　录

卫生部办公厅关于印发《2011-2015 年全国卫生监督员培训规划》的通知

卫办监督发〔2011〕147 号

各省、自治区、直辖市卫生厅局，新疆生产建设兵团卫生局，卫生部卫生监督中心：

为贯彻落实《医药卫生中长期人才发展规划（2011-2020 年）》，加强全国卫生监督队伍建设，统筹规划和规范指导全国卫生监督员培训工作，促进卫生监督人才培养，我部制定了《2011-2015 年全国卫生监督员培训规划》。现印发给你们，请遵照执行。

二〇一一年十一月二十四日

2011-2015 年全国卫生监督员培训规划

为贯彻落实《医药卫生中长期人才发展规划（2011-2020 年）》，加强全国卫生监督队伍建设，统筹规划和规范指导全国卫生监督员培训工作，以人才培养促进卫生监督工作和卫生监督事业发展，制定本规划。

一、指导思想

以邓小平理论和“三个代表”重要思想为指导，深入贯彻落实科学发展观，落实人才强国战略的总体要求，突出人才优先、以用为本。结合卫生监督工作和卫生监督队伍建设要求，建立和完善卫生监督员培养体系，以提高卫生监督员的政治素质、业务水平和执法能力为重点，以培养卫生监督工作领军人才、紧缺人才、复合型人才为目标，努力培养和造就一支政治素质优、业务能力强、执法水平高的卫生监督员队伍，为促进卫生监督事业的全面发展提供人才保证和智力支持。

二、基本原则

（一）把握需求，分类培训

针对不同岗位职责需求，科学规划卫生监督员培训工作。对新录用卫生监督员、在岗卫生监督员等实施分类培训、分类管理，切实增强培训的针对性和实效性。

（二）整体规划，逐级负责

卫生部负责全国卫生监督员培训工作总体规划的制订、政策协调和业务指导。省、市、县级卫生行政部门负责制订本地区卫生监督员年度培训计划并组织实施，省级、地市级卫生行政部门对下级卫生行政部门培训工作实施进行指导、协调和检查。

（三）统筹兼顾，注重能力

卫生监督员培训坚持能力与素质提高并重，坚持以专为主与一专多能相结合，理论学习与执法实践相结合。注重优化知识结构，强化实践技能，着力提高卫生监督员的执法办案能力、创新管理能力和服务保障能力，促进依法全面规范履职。

（四）创新管理，注重实效

把握卫生监督员培训的规律和特点，加强培训工作规范化管理。着力加强省、市、县三级培训能力建设，更新培训理念，创新培训形式，完善培训制度，优化培训内容，不断提高卫生监督员培训工作的科学化、制度化、规范化水平，保障培训效果。

三、发展目标

落实《卫生监督员管理办法》要求和《医药卫生中长期人才发展规划（2011－2020年）》确定的卫生监督人才队伍培训工作任务，健全培训体系，并通过多种形式实现卫生监督员（含卫生监督管理干部）全员在岗培训。

到2015年底，重点完成不少于60名国家级卫生监督专家、3000名首席卫生监督员、8000名卫生监督紧缺专业人才、35000名基层复合型卫生监督人才的培训，建设一支高端引领、结构合理、覆盖基层的高素质卫生监督人才队伍。

四、主要任务

（一）完善卫生监督员培训管理和考核制度

按照卫生监督员培训分级管理、分工负责、科学规范、有序高效的工作要求，健全完善卫生监督员培训制度，对培训对象、培训基地、培训模式、培训内容、培训考核和保障措施等环节实施规范管理。

建立卫生监督员培训考核制度，结合卫生监督绩效考核工作，将个人培训情况和处（科）室、单位培训工作开展情况纳入考核管理，作为年度考核和评优评先、任职晋升的重要依据。

（二）完善培训大纲和教材体系

根据卫生监督工作和卫生监督员培训需求，卫生部组织修订完善《卫生监督员培训大纲》、卫生监督员培训系列教材和考试题库。教材要力求满足各级卫生监督员培训的需要，加强案例分析、多媒体辅助教学软件等多种类型教材的开发。省级卫生行政部门根据辖区实际情况负责组织编印相关辅助教材，作为卫生部培训教材的补充。

培训教材、考试题库要根据工作需要，适时进行修订，形成既相对稳定、规范，又不断更新并适应卫生监督工作需要的教材体系。

（三）加强师资队伍建设管理

适应培训需要，进一步完善国家、省、市三级卫生监督培训师资库。卫生部负责国家级卫生监督培训师资库建设和管理，省级卫生行政部门负责省级、地市级卫生监督培训师资库的建设和管理。

师资队伍建设要以学科、专业建设为龙头，注重中、青年师资的培养。要完善师资队伍管理制度，加大师资培养的投入，建立激励和保障机制，注重师资队伍政治素质、业务素质和授课技能等方面的综合培养，充分发挥各级师资队伍在卫生监督员培训中的作用。

（四）建立卫生监督员培训基地

按照卫生监督培训需求和区域的资源优势，遵循布局合理、分工明确、优势互补的原则，在卫生监督机构、高等院校和相关专业机构等中遴选认定卫生监督员教育培训基地。培训基地要具备所必需的教学基本设施和师资等条件。

到2015年底，建立12~15个国家级卫生监督员培训基地，重点承担国家级卫生监督专家和首席卫生监督员培训工作。各省（区、市）根据工作需要建立本省（区、市）的卫生监督员培训基地，重点承担卫生监督紧缺人才、基层复合型卫生监督人才和新录用卫生监督员等培训工作。

（五）构建卫生监督员培训网络平台

建立以卫生部卫生监督中心网站为核心、省级卫生监督网站为主干的培训网络平台。大力推广网络培训、远程教育和在线学习，搭建卫生监督员在线交流平台，促进优质教育资源普及与共享，提高培训覆盖面和培训资源利用率。积极推行自主选学、模块化培训等培训方法和手段，在学习内容、时间和方式上，为卫生监督员提供方便、灵活、个性化的选择。到2015年，每个卫生监督员都可以使用网络培训终端设备，自主参加网络培训学习。

推进卫生监督员网络培训课件库建设。成立以优秀师资为骨干的课件建设小组，按照综合类、专业类和专题类等分别组织开发多媒体培训课程，鼓励地方各级卫生监督机构开发有特色、适于当地使用的辅助电子教材和教学软件。

（六）实施卫生监督员全员培训

1. 新录用人员岗前培训 各地卫生行政部门按照《卫生监督员管理办法》的要求负责本级新录用人员培训的组织实施。新录用人员岗前培训要作到统一组织、统一要求、统一考核，实现岗前培训规范化。培训内容根据国家《卫生监督员培训大纲》，结合本地卫生监督工作要求确定。试用期内录用单位还应当对新录用的人员进行科（处）室轮岗培训。每人累计集中培训时间不少于50学时/人，作到先培训合格、后上岗执法。

2. 卫生监督员在岗培训 卫生监督员实行全员定期培训制度，所有卫生监督员的在岗集中培训每年不少于 30 学时/人。在此基础上，按照统筹管理、分级实施的原则，各级卫生行政部门和卫生监督机构针对国家、省、市、县不同层级不同岗位卫生监督员，重点从强化业务指导、注重骨干培养、适应履职需要和加强综合执法四个方面，对下列人员实现卫生监督员分类培训和人才培养。

（1）国家级卫生监督专家：由卫生部负责组织实施。从国家和省级卫生监督机构中培养造就食品安全风险监测评估、食品安全标准管理、职业卫生、放射卫生、公共场所、生活饮用水安全、学校卫生、医疗执法、传染病防治执法、消毒管理、信息管理、卫生监督稽查等领域的卫生监督领军人物，逐步建立国家级卫生监督专家库，承担全国食品安全与卫生监督工作技术指导任务。到 2015 年底，完成不少于 60 名国家级卫生监督专家的培养。每年累计集中培训不少于 100 学时/人。

（2）首席卫生监督员：省级首席卫生监督员由卫生部负责组织培训，地市级首席卫生监督员由省级负责组织培训。首席卫生监督员通过在卫生监督机构中遴选产生，是辖区内相关专业领域的业务权威，主要从食品安全、职业卫生、放射卫生、公共场所、生活饮用水安全、学校卫生、医疗执法、传染病防治执法、消毒管理、信息管理、卫生监督稽查等专业，原则上每个专业遴选 1 名首席卫生监督员，承担辖区内本专业执法工作的业务指导、社会咨询、宣传教育等任务。到 2015 年底，完成不少于 3000 名首席卫生监督员的培养。每年累计培训不少于 120 学时/人，其中集中培训不少于 80 学时/人。

各级卫生行政部门对首席卫生监督员要定期考核，实行动态管理。

（3）卫生监督紧缺人才：由省级卫生行政部门负责组织实施。卫生监督紧缺人才根据各地当前监管职责要求和现有人员配置情况，优先考虑食品安全、职业卫生、放射卫生、生活饮用水安全、学校卫生、医疗执法、信息管理等急需紧缺专业的人才培训。到 2015 年底，完成为省、市卫生监督机构培养不少于 3000 名卫生监督紧缺人才；为区县卫生监督机构培养不少于 5000 名卫生监督紧缺人才。每年累计培训不少于 100 学时/人，其中集中培训不少于 50 学时/人。

（4）基层复合型卫生监督人才：由县级以上地方卫生行政部门负责组织实施。以满足基层卫生监督执法需要为目标，坚持以专为主、一专多能的原则，到 2015 年底，完成为市、县级卫生监督机构培养不少于 35000 名具备多项专业知识、掌握执法办案技能、熟练运用现代信息技术、体现综合性、能较好贯彻执行卫生监督执法任务、能为卫生监督协管人员提供业务和技术指导的基层复合型卫生监督人才，进一步提高基层一线综合监管执法能力和公共卫生服务保障能力。每年累计培训不少于 50 学时/人，其中集中培训不少于 30 学时/人。

（5）卫生监督管理干部：卫生部负责组织开展对省级卫生监督管理干部业务培训和交流学习，省级卫生行政部门负责组织开展辖区内卫生监督管理干部培训。鼓励地方以集中办班、交流任职、挂职锻炼等多种形式开展卫生监督管理干部培训。通过培训，切实提高省、市、县三级卫生监督管理干部思想政治素质和把握全局、开拓创新、科学管理、带好队伍等方面能力，建立一支政策理论水平高、依法行政能力强的卫生监督管理干部队伍。到2015年，所有卫生监督管理干部至少轮训1遍，累计集中培训不少于50学时/人。

五、保障措施

（一）加强组织领导，明确职责任务

各地卫生行政部门要充分认识卫生监督员培训工作的重要性，将卫生监督员培训作为一项基础性、战略性工作纳入卫生监督工作年度规划，列入重要议事日程统筹安排。要切实加强培训工作的组织领导和统筹协调，主要领导负总责，分管领导亲自抓。要加强培训管理队伍建设，明确培训组织管理责任处（科）室和相关责任人员，明确牵头和具体执行处（科）室的职责任务，理顺培训工作程序，搞好分工协作，积极搭建培训学习和交流平台，努力提高培训管理水平。

（二）抓好组织实施，及时总结报告

各地卫生行政部门和卫生监督机构要根据本规划内容，结合辖区卫生监督工作实际和队伍建设情况，制订辖区卫生监督员年度培训计划和实施方案，细化培训要求，做好进度安排。要按照计划和方案要求，抓好组织和实施，严格执行各项培训制度，加强培训过程管理，把培训工作落到实处。鼓励各地积极探索创新，创造性地开展卫生监督员培训工作。各地卫生行政部门每年要对本年度卫生监督员培训工作进行总结，并书面报送上一级卫生行政部门。省级卫生行政部门及时将年度培训工作总结书面报送卫生部，卫生监督业务培训项目涉及省份要同时报告辖区项目经费的执行情况。

（三）保障经费投入，规范资金管理

各地卫生行政部门要依据相关政策规定，按照分级分类培训的原则，落实培训任务，积极争取财政部门加大对卫生监督员培训经费的投入，要优先保障基层卫生监督机构的培训经费。要严格按照国家有关专项资金管理的规定加强项目管理，落实专人负责，作到专款专用，提高资金使用效益。各培训实施单位要对培训相关工作过程和内容等做好实施记录，加强培训档案管理，要作到执行情况可考核，项目效果可评价。

（四）加强检查指导，确保培训效果

卫生部和省级、地市级卫生行政部门要加强对下级卫生行政部门培训工作的业务指导，对经费使用和实施进度进行督导检查，并适时开展相关调研，及时发现和解决存在的突出问题，总结和推广卫生监督员培训工作中的先进经验和有效做法。要注重培训项目的绩效考核，培训工作结束后要通过考试或考核等方式对培训效果进行测评，卫生部和省级卫生行政部门适时组织对培训开展情况进行效果评估，推动和指导卫生监督员培训工作的开展，确保培训工作适应培训目标要求，达到预期培训效果。

卫生部办公厅关于印发《卫生监督员培训大纲（2012年版）》的通知

卫办监督发〔2012〕97号

各省、自治区、直辖市卫生厅局，新疆生产建设兵团卫生局，卫生部卫生监督中心：

为进一步贯彻落实《2011-2015年全国卫生监督员培训规划》要求，切实加强对全国卫生监督员培训工作的指导，我部制定了《卫生监督员培训大纲（2012年版）》。现印发给你们，请遵照执行。

2012年8月3日

（信息公开形式：依申请公开）

卫生监督员培训大纲（2012年版）

一、培训目标

《2011-2015年全国卫生监督员培训规划》（以下简称《规划》）提出，“十二五”期间要通过多种形式实现卫生监督员全员在岗培训。到2015年底，重点完成不少于60名国家级卫生监督专家、3000名首席卫生监督员、8000名卫生监督紧缺人才、35000名基层复合型卫生监督人才的培训。

为贯彻落实《规划》要求，规范指导全国卫生监督培训工作，有效实施“十二五”中西部地区卫生监督人员培训项目，特制定《卫生监督员培训大纲（2012年版）》（以下简称《大纲》）。

二、培训对象

（一）基层复合型卫生监督人才

主要为市（地）、县两级一线卫生监督员。要求具备多项专业知识、掌握执法办案技能、熟练运用现代信息技术、体现综合性、能够较好贯彻执行卫生监督执法任务、能够为卫生监督协管人员提供业务和技术指导。

（二）卫生监督紧缺人才

主要为省、市（地）、县三级紧缺专业的卫生监督人员。具体要根据各地当前监管职责要求和现有人员配置情况，优先考虑食品安全、职业卫生、放射卫生、饮用水安全、学校卫生、医疗执法、信息管理等急需紧缺专业的人才培训。

（三）首席卫生监督员

主要为省、市（地）两级各专业领域的卫生监督员。要求熟练掌握专业领域的知识以及相关学科知识，具备相应的实践技能。承担省级、地市级辖区内本专业执法工作的业务指导、社会咨询、宣传教育等任务。

（四）国家级卫生监督专家

主要从首席卫生监督员中遴选产生。要求掌握专业领域的前沿知识以及广博的相关学科知识，了解国内外卫生监督执法工作的最新动态。为全国范围内本专业领域的卫生监督工作提供技术支持和指导。

根据《规划》要求，需要接受培训的卫生监督人员，除外上述四类重点人员，还包括新录用卫生监督员、卫生监督管理人员以及其他卫生监督人员。

三、培训内容及要求

（一）卫生监督基础

1. 卫生监督绪论。

培训内容：

（1）卫生监督概述。

（2）卫生监督行为。

（3）卫生监督的基本原则及要求。

培训要求：

（1）了解卫生监督的概念及分类，卫生监督行为的构成要件，卫生监督的指导思想。

（2）熟悉依法行政的基本原则及基本要求，卫生监督行为的效力，卫生监督行为的无效、撤销与终止。

（3）掌握卫生监督的基本任务和主要职责，以及卫生监督行为的合法要件。

2. 卫生监督相关制度。

培训内容：

（1）卫生行政执法责任制。

（2）管辖制度。

（3）政务公开制度。

（4）告知制度。

（5）听证制度。

（6）合议制度。

（7）回避制度。

（8）证据制度。

培训要求：

（1）卫生行政执法责任制：

1）了解卫生行政执法责任制的概念。

2）熟悉卫生行政执法责任制的具体要求。

3）掌握岗位职责要求。

（2）管辖制度：

1）了解卫生监督管辖的原理、概念、意义以及分类。

2）熟悉卫生监督地域管辖和级别管辖的内容。

3）掌握移送管辖和移转管辖的区别，管辖权发生争议或异议的处理。

（3）政务公开制度：

1）了解卫生监督政务公开的含义、原则及内容。

2）熟悉卫生监督政务公开的程序。

（4）告知制度：

1）了解卫生监督告知的含义、基本内容。

2）熟悉卫生监督告知的合法要件。

（5）听证制度：

1）了解卫生监督听证的含义、基本原则及作用。

2）熟悉卫生监督听证的方式、程序及要求。

（6）合议制度：

1）了解卫生监督合议的定义。

2）熟悉卫生监督合议的适用范围。

3）掌握卫生监督合议内容、方式、程序及要求。

（7）回避制度：

1）了解卫生监督回避制度的含义、意义。

2）熟悉卫生监督回避的对象和救济。

3）掌握卫生监督回避的条件和程序。

（8）证据制度：

1）了解卫生监督证据的含义、分类、作用，了解卫生监督证据收集的含义。

2）熟悉卫生监督证据的种类，卫生监督证据收集的原则和要求，证据审查的目的。

3）掌握卫生监督证据收集的方法，审查与运用的要求。

3. 卫生监督体系。

培训内容：

（1）卫生监督体系的概述。

（2）卫生监督组织机构及队伍。

（3）卫生监督的技术支撑。

培训要求：

（1）卫生监督体系的建设、组织机构及队伍。

1）了解卫生监督体系的发展历程。

2）熟悉卫生监督体系建设、卫生监督机构和队伍建设主要内容。

（2）卫生监督的技术支撑。

1）了解卫生监督技术支撑的含义和作用。

2）熟悉卫生监督技术支撑的内容及要求。

4. 卫生行政许可。

培训内容：

（1）卫生行政许可概述。

（2）卫生行政许可的实施。

（3）卫生行政许可的监管。

培训要求：

（1）了解卫生行政许可的基本概念和特征，卫生行政许可设定的依据、卫生行政许可的分类与范围。

（2）熟悉卫生行政许可的原则、卫生行政许可的内容及要求。

（3）掌握卫生行政许可的申请与受理的条件、方式、期限以及审查程序，卫生行政许可的监督检查、信息交流的方式，卫生行政许可监管的处理措施以及卫生行政许可的相关文书。

5. 卫生监督检查。

培训内容：

（1）卫生监督检查概述。

（2）卫生监督检查的基本原则。

（3）卫生监督检查的种类与方法。

（4）卫生监督的检查程序。

（5）卫生监督检查结果的适用。

培训要求：

（1）了解卫生监督检查的概念、卫生监督检查的作用以及卫生监督检查的种类。

（2）熟悉卫生监督检查法律关系主体的权利与义务。

（3）掌握卫生监督检查的基本原则、卫生监督检查的方法、卫生监督的检查程序以及卫生监督检查结果的适用。

6. 卫生行政强制。

培训内容：

（1）卫生行政强制概述。

（2）卫生行政强制措施。

（3）卫生行政强制执行。

培训要求：

（1）了解行政强制的概念、实施行政强制的目的和意义。

（2）熟悉卫生行政强制的分类、特征、依据和方式。

（3）掌握采取卫生行政强制措施和申请法院强制执行的程序，以及卫生行政强制的相关文书。

7. 卫生行政处罚。

培训内容：

（1）卫生行政处罚的概念、原则。

（2）卫生行政处罚程序。

（3）卫生行政执法文书的制作。

培训要求：

（1）了解卫生行政处罚主体的特定性、内容及程序的法定性。

（2）熟悉卫生行政处罚的种类及有关注意事项。

（3）掌握卫生行政处罚程序和卫生行政处罚相关文书的制作原则。

8. 卫生行政案件移送。

培训内容：

（1）卫生行政案件移送的概念、移送的情形和移送的依据。

（2）卫生行政案件移送的主体和对象。

（3）卫生行政案件移送的程序。

（4）卫生行政案件移送可能涉及的法律责任。

培训要求：

（1）了解卫生行政案件移送的含义、移送的依据和移送可能涉及的法律责任。

（2）熟悉卫生行政案件移送的情形、移送的主体和对象。

（3）掌握卫生行政案件移送的程序。

9. 重大事件的卫生监督。

培训内容：

（1）重大事件概述。

（2）突发公共卫生事件的卫生监督。

（3）卫生监督专案的调查处理。

（4）重大事件卫生监督工作中的媒体沟通与合作。

培训要求：

（1）了解重大事件、突发公共卫生事件及卫生监督专案的调查处理职责及任务。

（2）熟悉应对重大事件、突发公共卫生事件及卫生监督专案的准备工作。

（3）掌握重大事件、突发公共卫生事件及卫生监督专案的工作要求以及媒体的沟通与合作的基本原则和基本方法。

10. 卫生监督信息。

培训内容：

（1）卫生监督信息的概述。

（2）卫生监督信息的收集与报告。

（3）卫生监督信息的应用。

（4）卫生监督信息的发布。

（5）卫生监督信息的管理。

培训要求：

（1）了解卫生监督信息的内涵、特点和作用。

（2）熟悉卫生监督信息报告制度相关内容。

（3）熟悉卫生监督信息的应用和发布的内容、原则、方式及要求。

（4）掌握卫生监督信息的收集与报告。

（二）卫生监督稽查

1. 卫生监督稽查总论。

培训内容：

（1）卫生监督稽查的概念。

（2）卫生监督稽查的目的、职责。

（3）卫生监督稽查的内容、程序及方法。

培训要求：

（1）了解卫生监督稽查的定义和目的。

（2）熟悉卫生监督稽查内容、程序及方法。

（3）掌握卫生监督稽查工作职责。

2. 卫生监督检查工作稽查。

培训内容：

（1）卫生监督现场检查工作效果的稽查。

（2）卫生监督意见落实情况的稽查。

（3）卫生监督现场检查工作计划或目标任务进展的稽查。

（4）专项监督执法工作的稽查。

培训要求：

（1）了解卫生监督检查工作稽查方式、方法。

（2）熟悉卫生监督工作规范及卫生监督检查方法。

（3）掌握应用特定（客观）指标来评价卫生监督检查工作效果。

3. 卫生行政强制工作稽查。

培训内容：

（1）行政强制措施及行政强制执行的概念、设定、种类、期间以及实施条件、对象、范围、程序等。

（2）实施卫生行政强制措施的法定依据。

培训要求：

（1）了解行政强制法的立法宗旨、原则、要求。

（2）熟悉实施卫生行政强制措施的法定依据以及实施条件、范围、对象、程序。

（3）掌握行政强制与行政命令等其他行政决定的差异。

4. 卫生行政处罚工作稽查。

培训内容：

（1）简易程序行政处罚案件的稽查。

（2）一般程序行政处罚案件的稽查。

（3）行政处罚执行的稽查。

培训要求：

（1）了解行政处罚法的立法宗旨、原则、要求，了解行政处罚实施与执行程序。

（2）熟悉实施简易处罚的适用条件及程序，熟悉行政处罚一般程序（包括听证程序）的具体要求，熟悉文书制作规范。

（3）掌握认定违法事实的合法性要件以及证据规则要求。

5. 卫生行政许可工作稽查。

培训内容：

（1）许可事项的稽查。

（2）许可程序的稽查。

（3）许可公示的稽查。

（4）许可条件的稽查。

培训要求：

（1）了解行政许可法的立法宗旨、原则、要求。

（2）熟悉行政许可程序及文书制作规范。

（3）掌握行政许可事项的基本条件。

6. 投诉举报工作稽查。

培训内容：

（1）投诉举报受理的稽查。

（2）投诉举报查处的稽查。

（3）投诉举报反馈的稽查。

培训要求：

（1）了解投诉举报受理范围、处理原则、工作要求。

（2）熟悉投诉举报处理程序。

（3）掌握投诉举报案件的立案要求。

7. 文书制作与归档工作稽查。

培训内容：

（1）执法文书形式的稽查。

（2）文书质量的稽查。

（3）卫生行政许可材料归档的稽查。

（4）经常性卫生监督材料归档的稽查。

（5）卫生行政处罚档案的稽查。

（6）卫生监督稽查档案的稽查。

培训要求：

（1）了解卫生监督工作资料归档要求。

（2）熟悉卫生行政执法文书书写规范。

（3）掌握文书适用范围、对象。

8. 着装与执法证件使用的稽查。

培训内容：

（1）卫生监督执法人员着装的稽查。

（2）卫生监督执法人员执法证件使用的稽查。

（3）卫生监督执法车辆标识及使用情况的稽查。

培训要求：

（1）熟悉卫生监督证件管理规定及执法车辆标识及使用规定。

（2）掌握卫生监督制、着装规范。

9. 投诉举报卫生监督机构及其执法人员违法行为的调查核实。

培训内容：

（1）投诉举报卫生监督机构执法人员违法行为的稽查。

（2）投诉举报卫生监督执法机构违法行为的稽查。

培训要求：

（1）了解行政执法责任追究相关规定。

（2）熟悉各级卫生监督机构及其执法人员工作职责和岗位职责。

（3）掌握卫生监督执法过错责任的认定及有关要求。

10. 稽查结果处理。

培训内容：

（1）层级稽查结果处理。

（2）本级稽查结果处理。

培训要求：

（1）了解卫生监督稽查的各种形式。

（2）熟悉卫生监督稽查工作流程。

（3）掌握卫生监督稽查结果的处理方式。

11. 稽查文书制作。

培训内容：

（1）稽查笔录。

（2）稽查意见书。

培训要求：

（1）了解卫生监督稽查文书样式。

（2）熟悉稽查笔录和意见书的制作要求。

（3）掌握稽查笔录和意见书的制作技巧。

首席卫生监督员增加以下培训要求：

（1）了解相关法律解释、卫生规范、卫生标准。

（2）熟悉相关法律、法规、规章。

（3）掌握卫生监督稽查工作规范及工作要求。

国家级卫生监督专家增加以下培训要求：

（1）了解法学基础理论、相关法律的立法宗旨、各卫生监督领域最新的进展。

（2）熟悉相关法律、法规、规章及相关法律解释，熟悉相关卫生规范、卫生标准。

（3）掌握卫生监督稽查工作规范及工作要求。

（三）公共场所卫生监督

1. 公共场所卫生监督概述。

培训内容：

（1）公共场所的概念与种类。

（2）公共场所卫生法规和卫生标准。

培训要求：

掌握公共场所卫生监督的概念、基本方法及主要内容。

2. 公共场所卫生许可及监督内容。

培训内容：

（1）卫生许可证的发放程序。

（2）各类公共场所预防性卫生监督的重点。

（3）公共场所经常性卫生监督的主要内容。

（4）各类公共场所经常性卫生监督的要点。

（5）公共场所卫生监测内容和要点。

（6）公共场所健康危害事件应急处置。

培训要求：

（1）了解公共场所预防性卫生监督和经常性卫生监督的程序与内容，公共场所常见污染物的来源、危害和控制方法，公共场所集中通风系统、专用消毒间的设备及设施，理发美容店必备的卫生设备及设施的组成。

（2）熟悉公共场所卫生许可的范围、程序和要求，不同类型公共场所卫生监督的重点内容、基本方法，公共场所集中通风系统的分类及应用，生物污染的来源及控制措施。

（3）掌握公共场所卫生许可的审查、发放和管理，大型公共场所建设项目（包括集中通风系统）的选址、设计、竣工的预防性卫生监督重点及其执行的制度，经常性卫生监督的重点、关键环节和基本方法。

3. 公共场所禁烟的卫生监督。

培训内容：

（1）禁烟相关要求概述。

（2）公共场所禁烟卫生监督检查的要点。

培训要求：

（1）了解公共场所禁烟卫生监督的目的、依据及对象。

（2）熟悉公共场所禁烟卫生监督检查的内容、方法及调查取证的方法。

（3）掌握违反相关规定的法律责任及处理。

4. 公共场所集中空调通风系统卫生监督。

培训内容：

（1）集中空调通风系统概述。

（2）公共场所集中空调通风系统卫生监督检查的要点。

（3）公共场所集中空调通风系统卫生监督抽样检查。

培训要求：

（1）了解公共场所集中空调通风系统卫生监督的目的、依据与对象。

（2）熟悉公共场所集中空调通风系统卫生监督检查要点及抽样检查的方法。

首席卫生监督员增加以下培训要求：

（1）熟悉公共场所单位监管的依据及相关法律、法规、标准、规范。

（2）掌握公共场所有关基本概念以及各有关部委的职责分工。

（3）掌握省辖区内的公共场所单位违法行为疑难案例的处理原则。

国家级卫生监督专家增加以下培训要求：

（1）了解公共场所监管的国内外动态。

（2）熟悉制定公共场所国家法律、法规、标准、规范的相关政策及依据。

（3）掌握公共场所单位违法行为疑难案例的处理原则。

（四）生活饮用水卫生监督

1. 饮用水卫生监督概述。

培训内容：

（1）饮用水卫生的重要性。

（2）我国饮用水卫生现状。

（3）饮用水卫生监督职责。

培训要求：

（1）了解饮用水卫生的概念。

（2）熟悉饮用水卫生存在的主要问题。

（3）掌握饮用水卫生监督工作职责。

2. 饮用水相关法律规定。

培训内容：

（1）相关法律、法规和规章的主要内容。

（2）《传染病防治法》相关规定。

（3）《生活饮用水卫生监督管理办法》的内容。

培训要求：

（1）了解饮用水相关的法律、法规和规章的主要内容。

（2）掌握法定介水传染病的种类。

（3）掌握饮用水水源卫生要求，供水单位及涉及饮用水卫生安全产品的卫生管理要求。

3. 饮用水相关标准和规范。

培训内容：

（1）生活饮用水卫生标准。

（2）生活饮用水集中式供水单位卫生规范。

（3）二次供水卫生规范。

（4）涉水产品生产企业卫生规范。

培训要求：

（1）了解相关标准及规范的内容。

（2）熟悉饮用水水质常规指标的意义。

（3）掌握水样采集与保存方法、水质检验结果判定。

4. 饮用水供水单位卫生监督。

培训内容：

（1）城乡集中式供水单位的卫生监督。

（2）二次供水单位的卫生监督。

（3）分质供水单位的卫生监督。

（4）饮用水现场快速检测。

培训要求：

（1）了解供水单位水处理工艺。

（2）熟悉饮用水快速检测的原理和操作方法、常见饮用水消毒方法和原理。

（3）掌握供水单位的预防性卫生监督和日常监督内容，对违法行为的卫生行政处罚依据。

5. 生活饮用水污染事件的应急处理。

培训内容：

（1）饮用水污染的种类和特点。

（2）饮用水污染事件发生原因。

（3）突发饮用水污染事件的处理原则及程序。

培训要求：

（1）了解饮用水污染的种类和特点。

（2）了解常见导致饮用水污染的原因。

（3）熟悉供水各环节中发生的饮用水污染事件的调查方法和处置措施。

首席卫生监督员增加以下培训要求：

（1）熟悉相关法律法规主要内容。

（2）熟悉饮用水卫生疑难案件的调查处理方法。

（3）掌握饮用水卫生法律法规、标准及规范。

（4）掌握供水各环节中发生的饮用水污染事件的调查方法和处置措施。

国家级卫生监督专家增加以下培训要求：

（1）了解国外饮用水卫生发展现状。

（2）熟悉卫生法律法规。

（3）掌握饮用水卫生法律法规、标准及规范。

（4）掌握饮用水相关卫生疑难案件的调查处理方法。

（5）掌握供水各环节中发生的饮用水污染事件的调查方法和处置措施。

（五）涉水产品卫生许可及监督

1. 涉水产品卫生许可。

培训内容：

（1）涉水产品卫生许可依据。

（2）涉水产品卫生许可的对象。

（3）涉水产品卫生许可的程序。

（4）涉水产品卫生许可档案的管理。

培训要求：

（1）了解涉水产品行政许可的依据、程序。

（2）熟悉涉水产品卫生许可的对象、证件的管理、监督执法的法律依据、程序。

2. 涉水产品监督检查。

培训内容：

（1）涉水产品监督检查的法律依据。

（2）涉水产品生产企业的监督检查。

（3）涉水产品的监督检查。

（4）涉水产品的违法处罚。

培训要求：

掌握涉水产品监督检查的内容，涉水产品抽检的程序，涉水产品违法行为的处罚。

首席卫生监督员增加以下培训要求：

（1）了解国内外涉水产品最新进展，关于行政许可的国家相关法律法规。

（2）熟悉涉水产品相关法规、文件。熟悉涉水产品监督检查的依据、程序等。

（3）掌握涉水产品许可的对象、程序，涉水产品相关卫生标准、规范。

国家级卫生监督专家增加以下培训要求：

（1）了解涉水产品监管的国内外动态。

（2）熟悉制定涉水产品及其生产企业国家法律、法规、标准、规范的相关政策及依据，涉水产品的许可依据及程序。

（3）掌握涉水产品及其生产企业违法行为疑难案例的处理原则。

（六）消毒产品及餐饮具集中消毒服务单位监督

1. 消毒产品监督。

培训内容：

（1）有关基本概念。

（2）法律依据。

（3）消毒产品及其生产企业卫生许可的要求。

（4）消毒产品生产经营使用单位监督检查的要求。

培训要求：

（1）了解消毒产品有关基本概念和消毒产品分类目录，消毒产品卫生许可依据和程序。

（2）熟悉消毒产品生产企业许可和消毒产品监管的依据及相关法律、法规、标准、规范。

（3）掌握消毒产品卫生监督的工作职责，消毒产品生产企业卫生许可程序，消毒产品生产经营使用单位日常监管的内容与方法，以及违法行为的处理。

首席卫生监督员增加以下培训要求：

（1）熟悉消毒产品生产企业许可和消毒产品监管的依据及相关法律、法规、标准、规范。

（2）掌握消毒产品有关基本概念和消毒产品分类目录，消毒产品卫生许可依据和程序。

（3）掌握省辖区内的消毒产品生产企业违法行为疑难案例的处理原则。

国家级卫生监督专家增加以下培训要求：

（1）了解消毒产品生产企业许可和消毒产品监管的国内外动态。

（2）熟悉制定消毒产品及其生产企业国家法律、法规、标准、规范的相关政策及依据，消毒产品的许可依据及程序。

（3）掌握消毒产品及其生产企业违法行为疑难案例的处理原则。

2. 餐饮具集中消毒服务单位监督。

培训内容：

（1）有关基本概念。

（2）法律依据。

（3）餐饮具集中消毒单位监督检查的要求。

培训要求：

（1）了解餐饮具集中消毒单位有关基本概念。

（2）熟悉餐饮具集中消毒单位监管的依据及相关法律、法规、标准、规范。

（3）掌握餐饮具集中消毒单位卫生监督的工作职责、日常监管的内容与方法以及违法行为的处理。

首席卫生监督员增加以下培训要求：

（1）熟悉餐饮具集中消毒单位监管的依据及相关法律、法规、标准、规范。

（2）掌握餐饮具集中消毒单位有关基本概念以及各有关部委的职责分工。

（3）掌握省辖区内的餐饮具集中消毒单位违法行为疑难案例的处理原则。

国家级卫生监督专家增加以下培训要求：

（1）了解餐饮具集中消毒单位监管的国内外进展。

（2）熟悉制定餐饮具集中消毒单位国家法律、法规、标准、规范的相关政策及依据。

（3）掌握餐饮具集中消毒单位违法行为疑难案例的处理原则。

（七）职业卫生监督

1. 职业卫生监督概述。

培训内容：

（1）职业卫生监督的概念。

（2）职业卫生监督法律法规和标准。

培训要求：

（1）了解职业卫生监督的历史沿革。

（2）熟悉职业卫生监督的基本方法、主要内容和职责分工。

（3）掌握职业卫生监督的概念、法律、法规、规章、规范性文件和标准规范。

2. 职业健康检查机构监督管理。

培训内容：

（1）资质管理。

（2）职业健康检查工作规程。

（3）职业健康检查相关标准。

（4）职业健康机构监督检查要点。

（5）法律责任。

培训要求：

（1）了解职业健康检查机构资质要求的人员、仪器设备、场所以及质量管理体系等条件和审查程序。

（2）熟悉职业健康检查的工作流程和职业健康检查相关标准要点。

（3）掌握职业健康检查机构卫生监督检查的程序、重点内容、关键环节和行政处罚措施。

3. 职业病诊断机构监督管理。

培训内容：

（1）资质管理。

（2）职业病诊断工作规程。

（3）职业病诊断相关标准。

（4）职业病诊断机构监督检查要点。

（5）法律责任。

培训要求：

（1）了解职业病诊断机构资质要求的人员、仪器设备、场所以及质量管理体系等条件和审查程序。

（2）熟悉职业病诊断工作流程和职业病诊断相关标准要点。

（3）掌握职业病诊断机构卫生监督检查的程序、重点内容、关键环节。

4. 职业病诊断鉴定管理。

培训内容：

（1）职业病诊断鉴定办事机构的设定要求。

（2）职业病诊断鉴定专家库管理。

（3）职业病诊断鉴定工作规程。

（4）职业病诊断鉴定工作监督检查要点。

（5）法律责任。

培训要求：

（1）了解设定职业病诊断鉴定办事机构的基本要求。

（2）熟悉职业病诊断鉴定工作的流程、职业病诊断鉴定专家的基本职责、职业病诊断鉴定技术要求。

（3）掌握职业病诊断鉴定机构卫生监督检查的程序、重点内容、关键环节。

5. 化学品毒性鉴定机构监督管理。

培训内容：

（1）资质管理。

（2）化学品毒性鉴定机构工作规程。

（3）化学品毒性鉴定相关标准。

（4）化学品毒性鉴定机构监督检查要点。

（5）法律责任。

培训要求：

（1）了解化学品毒性鉴定机构资质要求的人员、仪器设备、场所以及质量管理体系等条件和审查程序。

（2）熟悉化学品毒性鉴定的工作流程和化学品毒性鉴定的相关标准要点。

（3）掌握化学品毒性鉴定机构卫生监督检查的程序、重点内容、关键环节和行政处罚措施。

6. 职业病报告管理。

培训内容：

（1）职业病报告工作规定和程序。

（2）职业病报告工作监督检查要点。

（3）法律责任。

培训要求：

（1）了解职业病报告的基本要求。

（2）熟悉职业病报告的工作流程和程序。

（3）掌握法定职业病报告单位卫生监督检查的程序、重点内容、关键环节和行政处罚措施。

7. 重点职业病监测和职业健康风险评估。

培训内容：

（1）重点职业病监测。

（2）风险评估方法。

（3）职业病防治专项调查。

（4）职业病防治情况统计分析。

培训要求：

（1）了解风险评估基本方法。

（2）熟悉重点职业病监测的工作方案和程序。

（3）掌握职业病防治专项调查和职业病防治情况统计分析方法。

8. 职业病防治宣传教育与健康促进。

培训内容：

（1）职业病防治法律法规和防治知识的宣传教育。

（2）职业人群健康促进。

培训要求：

（1）了解职业病防治的基本知识。

（2）熟悉职业病防治的重点环节。

（3）掌握职业人群健康促进的基本方法和主要内容。

首席卫生监督员增加以下培训要求：

（1）了解职业卫生监督管理的国内外动态。

（2）熟悉职业病防治技术标准的进展情况。

（3）掌握省辖区内的职业病防治重大违法案件的处理方法。

国家级卫生监督专家增加以下培训要求：

（1）了解职业卫生监督管理的国内外动态和相关法律政策。

（2）熟悉制定职业卫生相关国家法律、法规、规章、标准、规范的方法。

（3）掌握国内重大职业病危害事件的处理原则、方法。

（4）掌握职业卫生监督疑难问题指导和风险沟通的技能。

（八）放射卫生监督

1. 放射卫生基础。

培训内容：

（1）放射卫生学基本概念。

（2）放射卫生检测与评价。

（3）放射防护体系。

培训要求：

（1）了解放射卫生学基本术语、概念。

（2）熟悉放射卫生检测与评价的基本方法。

（3）掌握放射防护体系的基本内容。

2. 放射卫生监督概述。

培训内容：

（1）放射卫生监督的范畴和概念。

（2）放射卫生监督法律法规和标准体系。

培训要求：

（1）了解放射卫生监督的历史沿革和主要成就。

（2）熟悉放射卫生监督的基本方法、主要内容和职责分工。

（3）掌握放射卫生监督的概念及相关法律、法规、规章、规范性文件和标准规范的主要内容。

3. 放射诊疗建设项目监督管理。

培训内容：

（1）放射诊疗建设项目职业病危害放射防护预评价和审核。

（2）放射诊疗建设项目职业病危害控制效果放射防护评价。

（3）放射防护设施竣工验收。

（4）放射诊疗建设项目监督管理要点。

（5）法律责任。

培训要求：

（1）了解放射诊疗建设项目职业病危害放射防护预评价和控制效果放射防护评价的方法。

（2）熟悉放射诊疗建设项目职业病危害放射防护预评价和控制效果放射防护评价审核程序。

（3）掌握放射诊疗建设项目审核和验收程序、重点内容、关键环节，放射诊疗建设项目监督要点和法律责任。

4. 放射诊疗许可管理。

培训内容：

（1）放射诊疗许可条件。

（2）放射诊疗许可资料审查要求。

（3）放射诊疗许可现场审查要求。

（4）放射诊疗许可校验、变更、注销、补办与撤消。

（5）放射诊疗许可经常性卫生监督要点。

（6）法律责任。

培训要求：

（1）了解放射诊疗许可要求的人员、仪器设备、场所等条件和放射防护管理制度。

（2）熟悉放射诊疗许可资料审查、现场审查的基本要求，放射诊疗许可校验、变更、注销、补办与撤消等程序内容。

（3）掌握放射诊疗许可经常性卫生监督要点、重点内容、关键环节和法律责任。

5. 医疗机构的经常性放射卫生监督。

培训内容：

（1）放射治疗项目的经常性监督要点。

（2）核医学项目的经常性监督要点。

（3）介入放射学项目的经常性监督要点。

（4）X 射线影像诊断项目的经常性监督要点。

（5）法律责任。

培训要求：

（1）了解放射治疗、核医学、介入放射学和 X 射线影像诊断项目的技术要求。

（2）熟悉放射治疗、核医学、介入放射学和 X 射线影像诊断项目的防护要求。

（3）掌握放射治疗、核医学、介入放射学和 X 射线影像诊断项目经常性卫生监督的程序、重点内容、关键环节和法律责任。

6. 医疗机构放射工作人员职业健康监护监督。

培训内容：

（1）《放射工作人员证》要求。

（2）放射工作人员职业健康监护要求。

（3）教育培训。

（4）个人剂量监测。

（5）放射工作人员职业健康监护监督要点。

（6）法律责任。

培训要求：

（1）了解《放射工作人员证》、放射工作人员职业健康监护、个人剂量监测等方面的基本内容。

（2）熟悉《放射工作人员证》发放、放射工作人员职业健康监护、教育培训、个人剂量监测等工作的基本条件和程序。

（3）掌握对医疗机构《放射工作人员证》、放射工作人员职业健康监护、教育培训、个人剂量监测等方面开展经常性卫生监督的程序、重点内容、关键环节和法律责任。

7. 放射卫生技术服务机构的监督。

培训内容：

（1）放射诊疗建设项目职业病危害放射防护评价、放射防护器材和含放射性产品检测及个人剂量监测等机构人员、仪器设备、质量运行体系、技术报告和档案管理等条件要求。

（2）放射卫生技术服务机构的监督要点。

（3）法律责任。

培训要求：

（1）了解放射卫生技术服务机构人员、仪器设备、质量运行体系、技术报告和档案管理等方面的基本条件要求。

（2）熟悉放射卫生技术服务机构资质认可的工作程序。

（3）掌握放射卫生技术服务机构经常性卫生监督的程序、重点内容、关键环节和法律责任。

8. 放射性职业健康检查和职业病诊断机构的监督管理。

培训内容：

（1）资质要求。

（2）放射性职业健康检查和职业病诊断工作程序。

（3）放射性职业健康检查和职业病诊断相关标准。

（4）放射性职业健康和职业病诊断机构监督检查要点。

（5）放射性职业病报告工作规定和程序。

（6）法律责任。

培训要求：

（1）了解放射性职业健康检查和职业病诊断机构资质要求的人员、仪器设备、场所以及质量管理体系等条件和审查程序。

（2）熟悉放射性职业健康检查和职业病诊断的工作流程和职业健康检查相关标准要点，放射性职业病报告工作规定和程序。

（3）掌握放射性职业健康检查和职业病诊断机构经常性卫生监督检查的程序、重点内容、关键环节和法律责任。

9. 放射性职业病诊断鉴定管理。

培训内容：

（1）放射性职业病诊断鉴定机构的设置要求。

（2）放射性职业病诊断鉴定专家库管理。

（3）放射性职业病诊断鉴定工作程序。

（4）放射性职业病诊断鉴定工作监督检查要点。

（5）法律责任。

培训要求：

（1）了解设定放射性职业病诊断鉴定办事机构的基本要求。

（2）熟悉放射性职业病诊断鉴定工作的流程、职业病诊断鉴定专家的基本职责、职业病诊断鉴定技术要求。

（3）掌握放射性职业病诊断鉴定机构经常性卫生监督检查的程序、重点内容、关键环节和法律责任。

首席卫生监督员增加以下培训要求：

（1）了解放射卫生专业领域的知识以及相关学科知识。

（2）熟悉放射卫生监督工作的进展情况。

（3）掌握省辖区内的放射性职业病防治重大违法案件的处理方法和原则，具备承担省级、地市级辖区内放射卫生专业执法工作的业务指导、社会咨询、宣传教育等实践技能。

国家级卫生监督专家增加以下培训要求：

（1）了解放射卫生监督管理的国内外动态。

（2）熟悉国内外放射卫生专业前沿知识以及相关学科知识，承担全国放射卫生监督工作技术指导任务。

（3）掌握国内重大放射性职业病危害事件的处理原则、方法，具备解决重大放射卫生监督疑难问题的能力。

（九）传染病防治卫生监督

1. 传染病防治基础理论。

培训内容：

（1）传染病的概念与流行特征、动态趋势。

（2）传染病预防控制原则、技术手段和措施。

培训要求：

（1）了解传染病防治相关法律、法规、规范和标准。

（2）熟悉传染病预防控制措施。

2. 传染病防治监督概述。

培训内容：

（1）传染病防治监督的概念、目的和意义。

（2）传染病防治监督法定职责。

（3）传染病防治法律法规、规章。

（4）传染病防治日常监督检查内容及方法。

培训要求：

（1）了解传染病防治监督的概念和目的。

（2）熟悉传染病防治监督的基本要求、执法程序、工作职责。

（3）掌握并运用传染病防治监督相关法律、法规及政策依据。

（4）掌握传染病防治监督检查方法和信息报告流程。

3. 传染病防治疫情报告监督。

培训内容：

（1）法定传染病的种类和报告时限、程序和方法。

（2）传染病疫情网络直报信息审核确认，疫情分析、调查与核实的方法。

培训要求：

（1）了解医疗卫生机构传染病疫情报告管理组织、制度、工作流程，以及传染病疫情报告相关部门的工作衔接机制。

（2）熟悉法定传染病疫情监测、信息收集、汇总和报告工作。

（3）掌握传染病疫情报告查错、补漏方法及临床异常诊断信息的快速反应流程。

4. 传染病预防控制措施落实情况的监督。

培训内容：

（1）医疗机构传染病管理和预检、分诊制度。

（2）《医院感染管理办法》及相关规范和技术标准。

培训要求：

（1）了解传染病疫情调查处置技术方案或预案。

（2）了解医疗机构医院感染管理责任制、制度和工作规范。

（3）了解医护人员防护、人员培训要求。

（4）掌握医疗机构传染病科或感染性疾病科、发热门诊和肠道门诊设置要求。

（5）掌握医疗机构传染病病人或者疑似病人的诊治、隔离措施和污染物品、场所的消毒、灭菌措施。

5. 消毒隔离监督。

培训内容：

（1）医疗卫生机构消毒、隔离的概念，管理制度，常见消毒、隔离措施。

（2）医疗机构重点科室的消毒技术规范、标准和规定。

培训要求：

（1）了解医疗卫生机构消毒工作的组织管理及制度要求。

（2）了解医疗卫生机构消毒剂和消毒器械的使用管理。

（3）了解医疗机构定期开展消毒与灭菌效果的检测要求。

（4）熟悉各类医疗用品、器械的消毒灭菌方法。

（5）掌握口腔诊疗器械、内镜的清洗消毒和血液净化室、消毒供应室等技术规范。

（6）掌握消毒效果监测的现场快速检测方法。

6. 医疗废物处置监督。

培训内容：

（1）《医疗废物管理条例》等相关规定。

（2）医疗废物处置的组织管理、制度要求。

（3）医疗废物分类。

（4）医疗废物收集、转运、暂存和处置流程及工作要求。

（5）医疗卫生机构医疗废物实行集中处置和自行处置的监督重点。

培训要求：

（1）了解麻醉、精神、放射性、毒性等药物性医疗废物的处理要求。

（2）了解医院废水处理要求及排放标准。

（3）掌握医疗卫生机构医疗废物的管理、分类收集、运送交接、暂存或处置的方法和要求，以及从业人员个人防护要求。

（4）掌握突发事件处置监督要点。

7. 疾病预防控制机构菌（毒）种管理的监督。

培训内容：

（1）疾病预防控制机构病原微生物实验室组织管理与制度要求。

（2）疾病预防控制机构菌（毒）种和传染病检测样本的保藏（保管）、运输和管理。

培训要求：

（1）了解病原微生物菌（毒）种或样本的采集或运输的批准流程。

（2）了解设置病原微生物菌（毒）种管理组织、菌（毒）种操作规程、安全保卫等管理制度、以及应急预案及工作人员的健康监护。

（3）掌握病原微生物实验室菌（毒）种保藏（保管）、运输、使用、销毁等方法和要求。

（4）掌握保藏、使用病原微生物菌（毒）种的安全防护设备要求。

首席卫生监督员增加以下培训要求：

（1）了解本省（区、市）传染病流行趋势和传染病防治监督工作开展情况。

（2）熟悉传染病防治监督的依据及相关法律、法规、标准、规范。

（3）掌握省辖区内传染病防治监督疑难案例处理原则。

国家级卫生监督专家增加以下培训要求：

（1）了解国内外传染病流行趋势和我国传染病防控政策及全国传染病防治监督工作开展情况。

（2）熟悉制定传染病防治监督法规、标准的相关政策及依据。

（3）掌握传染病防治监督疑难案例的处理原则。

（十）学校卫生监督

1. 学校预防性卫生监督。

培训内容：

对新建、改建、扩建学校校舍（包括校园内公共场所、学校自建设施供水）的选址、设计和竣工验收的卫生审查。

培训要求：

（1）了解建筑设计基本知识。

（2）熟悉新建、改建、扩建学校校舍预防性卫生监督和公共场所、自建供水设施、医疗机构等卫生许可依据、程序。

（3）掌握新建、改建、扩建学校校舍预防性卫生审查要点和工作要求。

2. 学校经常性卫生监督。

培训内容：

（1）教学环境卫生监督。

（2）传染病防控卫生监督。

（3）生活饮用水卫生监督。

（4）学生宿舍、厕所等生活环境卫生监督。

（5）学校内游泳场馆、浴池、图书馆等公共场所卫生监督。

（6）学校内医疗机构、保健室的卫生监督。

（7）学校卫生监督综合评价的内容、方法。

培训要求：

（1）了解学校卫生相关法律、法规、规章及标准。

（2）熟悉传染病防控和饮用水、教学环境等专业基础理论。

（3）掌握学校卫生监督工作职责、监督检查方法和程序及工作要求，以及现场快速监测仪器操作技能。

首席卫生监督员增加以下培训要求：

（1）了解公共卫生执法的法律关系；

（2）了解本地区学校卫生监督工作动态；

（3）掌握学校卫生监督综合评价方法，以及突发公共卫生事件处置和重大活动卫生监督工作要点。

国家级卫生监督专家增加以下培训要求：

（1）了解学校卫生相关政策，以及国内外学校卫生动态和学生健康的主要影响因素。

（2）熟悉学校卫生监督规范性文件、标准制定方法、依据、要求。

（3）掌握学校卫生监督疑难案例处理原则。

（十一）医疗、采供血执法监督

1. 医疗机构监督管理。

培训内容：

（1）医疗机构管理法律制度。

（2）医疗机构的设置审批。

（3）医疗机构的登记校验。

（4）医疗机构的执业。

（5）医疗机构的监督管理。

（6）大型医用设备配置与使用监督管理。

（7）医疗广告监督管理。

（8）法律责任。

培训要求：

（1）了解医疗机构、医疗广告及大型医用设备的概念和类别；申请设置医疗机构、医疗广告及大型医用设备的条件和审批。

（2）熟悉医疗机构执业登记的申请条件；医疗机构执业登记的内容；医疗机构执业登记的校验。

（3）掌握无证行医的查处；开展诊疗活动的条件；开展诊疗活动的规则；医疗机构违法行为的处理。

2. 卫生技术人员监督管理。

培训内容：

（1）执业医师法律制度。

（2）护士管理法律制度。

（3）乡村医生管理法律制度。

（4）药师管理、检验等其他卫生技术人员法律制度。

（5）法律责任。

培训要求：

（1）了解卫生技术人员的概念；执业医师、护士、乡村医生、药学、检验及其他卫生技术人员的管理。

（2）熟悉医师资格考试、执业注册和定期考核；护士执业考试和注册；乡村医生考核和执业注册。

（3）掌握医师执业规则；护士执业规则；药学、检验及其他卫生技术人员执业规则；卫生技术人员违法行为的处理。

3. 专项技术监督管理。

培训内容：

（1）医疗技术临床应用管理制度。

（2）母婴保健管理制度。

（3）计划生育技术服务管理制度。

（4）器官移植管理制度。

（5）人类辅助生殖管理制度。

（6）人类精子库管理制度。

（7）医疗美容管理制度。

（8）性病诊疗管理制度。

（9）聚合酶链式反应（PCR）技术管理制度。

（10）法律责任。

培训要求：

（1）了解医疗技术的概念和分类；母婴保健、计划生育、人类辅助生殖等医疗技术的管理；母婴保健医学技术鉴定的程序。

（2）熟悉医疗技术，母婴保健、计划生育等专项技术准入条件；母婴保健机构及人员专项技术服务资格的许可。

（3）掌握专项技术应用规则；违法行为的查处。

4. 血液安全监督管理。

培训内容：

（1）血液管理法律制度。

（2）采供血机构管理制度。

（3）临床用血管理制度。

（4）法律责任。

培训要求：

（1）了解血液管理相关法律法规等。

（2）熟悉采供血机构的设置和审批；采供血机构执业规则。

（3）掌握非法采供血行为的查处；采供血机构的执业登记和监督管理；临床用血监督管理；违法行为的处理。

5. 医疗事故监督管理。

培训内容：

（1）医疗事故处理法律制度。

（2）医疗事故的预防与处置。

（3）医疗事故的技术鉴定。

（4）医疗事故的行政处理与监督。

（5）医疗事故的赔偿。

（6）法律责任。

培训要求：

（1）了解医疗事故的概念；医疗事故的处理原则；医疗事故的分级；不属于医疗事故的情形；医疗事故的技术鉴定；医疗事故的赔偿。

（2）熟悉医疗过失行为的报告；医疗事故的调查与处理程序。

（3）掌握医疗事故的行政处理。

首席卫生监督员增加以下培训要求：

（1）了解医院管理、临床医学知识以及有关行政、民事、刑事法律知识。

（2）熟悉医疗执法及血液安全监管工作的进展情况。

（3）掌握省辖区内的医疗执法监督大要案的查处。具备承担省级、地市级辖区内医疗执法工作的业务指导、社会咨询、宣传教育等实践技能。

国家级卫生监督专家增加以下培训要求：

（1）了解国内外医疗监管及血液安全监管的动态。

（2）熟悉医院管理、临床医学知识以及有关行政、民事、刑事法律知识。具备承担全国医疗执法监督及血液安全监管工作指导的能力。

（3）掌握国内医疗执法监督大要案查处，具备解决重大医疗执法监督疑难问题以及与媒体沟通的能力。

（十二）食品安全

1．食品安全基础知识。

培训内容：

（1）食品安全法律法规概述。

a.《食品安全法》及其实施条例。

b. 食品安全相关法规及规范性文件。

c. 卫生部门食品安全相关职责及其履职要旨。

（2）食品污染及其与健康的关系。

（3）当前国内外食品安全形势和总体状况。

培训要求：

（1）了解食品安全的基本内涵以及政府监管要点，食品安全职能调整情况，以及国内外食品安全形势和总体状况。

（2）树立食品安全知识宣传与普及意识，熟悉风险交流的基本原则和相关知识，熟悉《食品安全宣传教育工作纲要（2011-2015年）》相关内容。

（3）掌握《食品安全法》及其实施条例相关内容，掌握食品安全相关法规及规范性文件。

2. 食品安全标准。

培训内容：

（1）食品安全标准管理制度和工作程序。

（2）食品安全标准体系和主要内容。

（3）重要食品安全标准解读。

（4）食品安全地方标准和企业标准备案工作。

（5）食品安全国家标准跟踪评价工作。

培训要求：

（1）了解食品安全国家标准、地方标准备案管理制度和制定程序。

（2）了解食品安全标准框架体系和标准内容及解读。

（3）了解食品安全国家标准跟踪评价工作目的、内容和有关要求，对标准贯彻执行中发现的问题能够及时向上级部门反馈。

（4）熟悉食品安全企业标准备案管理制度和工作程序，能够为有关企业提供食品安全企业标准备案相关咨询。

首席卫生监督员增加以下培训要求：

（1）熟悉食品安全国家标准、地方标准备案管理制度和制定程序，能够对国家标准、地方标准制定工作提出意见、建议，有能力参与食品安全国家标准或地方标准起草，指导地方标准制定。

（2）熟悉食品安全国家标准跟踪评价工作，指导当地开展相关工作。

（3）掌握食品安全企业标准备案管理制度和工作程序，指导开展食品安全企业标准备案工作。

（4）掌握食品安全标准有关知识和标准内容及解读，认真贯彻学习食品安全国家标准，能够对相关人员、企业和机构开展标准宣传培训，能够对标准基本问题的咨询进行解答。

国家级卫生监督专家增加以下培训要求：

（1）熟悉食品安全国家标准跟踪评价，指导当地开展和改进标准跟踪评价工作，能够对标准跟踪评价报告、跟踪评价结果的有效应用提出专家意见。

（2）掌握食品安全国家标准、地方标准备案管理制度和制定程序，能够对食品安全国家标准、地方标准制定工作提出意见、建议。有能力参与食品安全国家标准和地方标准制定、修订工作，承担国家标准和地方标准起草任务，指导地方标准制定工作。

（3）掌握食品安全企业标准备案管理制度和工作程序，能够对食品安全企业标准备案工作提出指导意见。

（4）掌握食品安全标准知识和国家、地方标准解读，能够承担并指导对基层监督人员进行标准宣贯和培训工作，能够承担食品安全国家标准、地方标准相关舆情应对和引导工作。

（5）掌握食品安全事故流行病学调查与卫生处理。

（十三）其他（加强和创新社会管理、依法行政、媒体沟通、突发事件应急处理、人际关系沟通技巧等）

1. 加强和创新社会管理 了解社会管理的面临的新挑战，熟悉加强和创新社会管理的主要内涵，充分认识加强和创新社会管理的重要性和紧迫性。

2. 依法行政 了解《国务院全面推进依法行政实施纲要》、《国务院关于加强法治政府建设的意见》等依法行政的重要文件，掌握当前推进依法行政的重点任务。

3. 媒体沟通 了解新媒体的传播规律，提高对信息的敏感性以及对信息价值的研判能力；熟悉运用新媒体主动发布重要信息、广泛征求意见等媒体沟通方法；树立自觉接受媒体监督的意识。

4. 突发事件应急处理 掌握应对突发事件的处理原则，提高应对突发公共卫生事件的能力。

5. 人际关系沟通技巧 了解人际关系沟通技巧，提高执法水平，提升执法效果。

四、培训方式及学时

（一）卫生监督员培训应当按照培训目标和培训内容的要求，设置培训课程。

（二）卫生监督员培训应当采用成人培训的方法和原则。包括案例分析、研讨交流、小组讨论、快速反应、现场实习、角色扮演、示范教学、网络教学，国内外学术交流等。

（三）具体培训要求

1. 国家级卫生监督专家 重点采用国内外学术交流、案例分析、研讨交流等方式进行培训。每年累计集中培训不少于100学时/人。

2. 首席卫生监督员 重点采用案例分析、研讨交流、小组讨论、快速反应、现场实习、角色扮演、网络教学等方式进行培训。每年累计培训不少于120学时/人，其中集中培训不少于80学时/人。

3. 卫生监督紧缺人才 各级监督机构根据工作需求提出紧缺人才培训计划，原则上由省级卫生行政部门进行培训，也可以委托培训基地培训。重点采用现场实习、示范教学、网络教学等方式进行培训。每年累计培训不少于100学时/人，其中集中培训不少于50学时/人。

4. 基层复合型卫生监督人才 重点采用理论与实践教学相结合的方式，网络教学等方式进行培训。每年累计培训不少于80学时/人，其中集中培训不少于30学时/人。

主题词：卫生监督△ 培训　大纲△　通知

抄送：各省、自治区、直辖市卫生厅局卫生监督所（局、总队），新疆生产建设兵团卫生局卫生监督所，国家级卫生监督培训基地组成单位。

卫生部办公厅　　　　　　　　　　2012年6月　日印发

校对：

基层复合型卫生监督人才培训课程规划
项目总论

为落实《医药卫生中长期人才发展规划（2011-2020年）》和《2011-2015年全国卫生监督员培训规划》提出的卫生监督人员培养目标和要求，强化基层复合型卫生监督人才的培养工作，提升基层卫生监督员的基础理论、基本知识、基本技能，国家卫生计生委综合监督局、卫生监督中心在2013年上半年启动了《基层复合型卫生监督人才培训课程规划项目》。经过项目组成员的共同努力，本项目已经完成整体开发工作。本项目的开发和进一步实施，必将对加强全国基层卫生监督队伍建设，指导全国基层卫生监督员培训工作，促进基层卫生监督人才培养，起到至关重要的作用。

一、项目实施的背景

卫生监督是国家医药卫生事业的重要组成部分，《卫生事业发展“十二五”规划》对推进卫生监督工作，强化医疗服务监管提出了明确的目标和工作项目。2011年，原卫生部先后下发了《医药卫生中长期人才发展规划（2011-2020年）》和《2011-2015年全国卫生监督员培训规划》，进一步明确了加强卫生监督队伍培养的目标和主要任务。《2011-2015年全国卫生监督员培训规划》提出：“到2015年底，完成为市、县级卫生监督机构培养不少于35000名基层复合型卫生监督人才”。而目前的基层卫生监督队伍中，基本法律素养、专业执法能力、办案取证技能、信息分析手段、重大活动保障能力等方面均存在不同程度的欠缺。为达到两个规划提出的总体要求，应当根据《卫生监督员培训大纲（2012年版）》的框架，依托全国卫生监督员网络培训平台，尽早制定针对基层卫生监督队伍的课程规划，推出相应的培训课程，解决基层卫生监督队伍中存在的问题。基于上述原因，项目组开展了《基层复合型卫生监督人才培训课程规划项目》的开发工作，并将以此为依据进一步开发相应的网络培训课程，为提升基层卫生监督员执法能力提供保障。

二、项目的必要性和可行性

卫生监督工作是发展医疗卫生事业、提高人民健康水平重要保障。加强卫生监督队伍建设是推进医疗卫生事业改革发展、维护公共卫生和医疗安全、维护人民健康的基本要求。经过十多年的发展，全国卫生监督工作取得了显著的成绩，卫生监督队伍不断扩大，队伍素质和能力不断提高，队伍结构得到改善。然而，面对我国医疗卫生事业发展的新形势，公共卫生和医疗服务中存在的问题日益突出，卫生监督工作任务和难度越来越大，我国卫生监督队伍总量仍然不足，素质和能力有待提高，结构和分布尚不合理。特别是承担卫生监督主要工作任务的基层复合型卫生监督人才严重短缺，难以满足日益发展的卫生监督工作需求。今后一段时间，我国医药卫生体制改革将进一步深入，卫生监督面临的公共卫生和医疗服务的问题将进一步凸显。卫生监督工作必须在法律法规的框架下，充分行使卫生监督的制约、规范、预防和促进职能，加强日常监管，强化信息分析预警，最大限度地防止各种有害因素对人体的危害，提高公众的健康水平和生命质量。同时，随着社会事业全面进步和人民生活的不断改善，公众健康意识日益增强，对于健康安全的期望日益增加，对卫生监督的要求不断提高，卫生监督的任务更加艰巨。因此，加强卫生监督人才队伍建设迫在眉睫，必须加快实施卫生监督人才培养规划，特别要强化基层卫生监督员的培养，为实现卫生监督工作的总体目标提供强大的人才支撑。

目前，原卫生部下发的《医药卫生中长期人才发展规划（2011－2020年）》和《2011-2015年全国卫生监督员培训规划》为进一步明确了加强卫生监督队伍培养提供了总体规划和政策保证，并明确基层复合型卫生监督人才培养的总体目标和主要任务。《卫生监督员培训大纲（2012年版）》的制定和下发，为开展基层复合型卫生监督人才培养明确的整体框架和培训内容。特别是全国卫生监督员网络培训平台的搭建和在全国卫生监督机构的全面推广使用，为开展全国性的基层复合型卫生监督人才培养提供了技术和平台上的实现可能。因此制定针对基层卫生监督队伍的课程规划，依托全国卫生监督员网络培训平台来推出相应的培训课程，是实现基层卫生监督队伍培养目标的最便捷、有效的手段。

三、项目的原则和目标

（一）项目实施的原则

根据《2011-2015年全国卫生监督员培训规划》，本项目实施的原则为：

1. 整体规划，分步实施。
2. 需求导向，提高实效。
3. 以专为主，一专多能。
4. 强化基层，优化结构。
5. 注重实践，提升技能。

（二）项目实施的目标

《2011-2015年全国卫生监督员培训规划》对基层复合型卫生监督人才培养提出的目标为：到2015年底，完成为市、县级卫生监督机构培养不少于35000名具备多项专业知识、掌握执法办案技能、熟练运用现代信息技术、体现综合性、能较好贯彻执行卫生监督执法任务、能为卫生监督协管人员提供业务和技术指导的基层复合型卫生监督人才，进一步提高基层一线综合监管执法能力和公共卫生服务保障能力。每年累计培训不少于50学时/人，其中集中培训不少于30学时/人。为达到上述总体目标，本项目的进度安排为：

1. 2013年11月底前，完成卫生监督人才培训课程规划各专业的编写、征求意见、修订、统稿、定稿等各项工作，并汇编成册。

2. 2013年年底前，各专业完成2门以上的网络培训课件开发并上线。

3. 2014年年底前，各专业完成核心课程的网络培训课件的开发并上线。

4. 2015年6月底前，各专业完成所有网络培训课件的开发并上线。

四、项目的主要内容

根据《卫生监督员培训大纲（2012年版）》的总体框架，本课程规划包含了卫生监督基础、饮水卫生监督、学校卫生监督、公共场所卫生监督、传染病卫生监督、消毒卫生监督、医疗和采供血卫生监督、案例分析等八大方面的内容，具体编写单位如表1。

表1　课程规划项目编写单位表

序号	课程内容	承担单位
1	卫生监督基础课程规划	上海市卫生局卫生监督所
2	生活饮用水卫生监督课程规划	上海市卫生局卫生监督所
3	学校卫生监督课程规划	辽宁省卫生厅卫生监督局
4	公共场所卫生监督课程规划	浙江省卫生厅卫生监督局
5	传染病卫生监督课程规划	江苏省卫生监督所
6	消毒卫生监督课程规划	江苏省卫生监督所
7	医疗和采供血卫生监督课程规划	四川省卫生执法监督总队
8	案例分析课程规划	浙江省卫生厅卫生监督局

每个专业的课程规划总体上分为“课程规划书”和“教学大纲”两大部分来编写。课程规划书“主要是立足于现状，对本专业从“卫生监督专业工作概述、基层卫生监督机构职能分析、基层卫生监督员岗位任务分析、基层复合型卫生监督人才具备的专业知识、能力、技能及政策分析、培养目标、课程设置”等六个方面进行系统的分析，提出课程规划的依据、现有条件、存在问题、培养目标和总体课程安排，并推荐相应的授课师资。“教学大纲”包含大纲说明、教学内容和要求两个部分，要求全面反映本专业的学科特点，覆盖2012版培训培训大纲的范围，内容设置知识和能力兼顾，符合基层复合型卫生监督人才培养要求，对基层开展培训工作和监督工作有指导和规范作用。

五、项目的保障措施

为了更好的推进和落实本项目的实施，需要从以下几个方面进一步强化保障力度，完善相应的制度和机制：

1. 强化管理，组织落实 为保证基层复合型卫生监督人才培养课程规划及课件的制作，应当落实项目管理和推进的机构和人员，强化项目管理和协调，把项目提出的课程内容按要求保质保量的予以落实。

2. 加强审核，提高质量 要以项目组为基础，建立各专业教务审核管理组，对课件制作教材、课件授课内容等方面的质量进行审核把关，使课程大纲和课件制作能有效衔接，提高课件制作的质量。

3. 完善制度，保证进度 应当建立相应的管理制度，对各专业的课件制作提出明确的进度表，并开展进度跟踪和推进，保证在 2015 年上半年前全面完成本项目提出的课件制作计划。

4. 有效评估，持续改进 建立对课件质量、授课老师、课程内容等方面的评估机制，定期对上述方面进行分析评价，及时调整补充相应的课程内容，使课程项目和课件内容更具针对性和时效性。

基层复合型卫生监督人才培训课程规划书
（卫生监督基础）

一、卫生监督专业工作概述

卫生监督是社会主义法制建设的重要组成部分，在维护各种社会活动中的公共卫生安全和医疗服务秩序，保护公民的健康权益，保持社会稳定和促进国民经济发展等方面一直发挥了重要作用。自1997年《中共中央、国务院关于卫生改革与发展的决定》颁布以来，原卫生部相继下发了《关于卫生监督体制改革的意见》、《关于加强卫生监督体系的若干意见》等规定，大力推进卫生监督机构的改革，实现卫生领域的综合执法。特别是国务院于2012年10月8日发布了《卫生事业发展“十二五”规划》，结合医药卫生体制改革，对大力推进卫生监督工作，强化医疗服务监管提出了明确的目标和工作项目。随着经济和社会的进一步发展，卫生监督工作的重要性也越来越凸显。学习卫生监督基础知识，正确掌握卫生监督行政许可、行政检查、行政处罚、行政强制、信息报告、重大活动保障等工作的内容、方法、技能，是每位卫生监督员在履行卫生监督基本职责的基础和保障，也是评判卫生监督员基本知识、基本技能和基本方法能力的重要内容。因此，掌握和运用好卫生监督基础知识，将为卫生监督工作的进一步发展打下良好的基础。

二、基层卫生监督机构职责分析

卫生监督体制改革后，各级卫生监督机构行政上隶属于同级卫生行政部门，主要承担公共卫生和医疗执业的监督执法工作，具体为：依法监督传染病防治工作；依法监督管理消毒产品、生活饮用水及涉及饮用水卫生安全产品；依法监督管理公共场所、职业、放射、学校卫生等工作；依法监督医疗机构和采供血机构及其执业人员的执业活动，整顿和规范医疗服务市场，打击非法行医和非法采供血行为等方面的工作领域。随着卫生和计生行政管理职能的改革和整合，计划生育监管的职能也将逐步纳入到卫生监督机构的职责范围。

三、基层卫生监督员岗位任务分析

卫生监督员作为卫生监督职能的执行者，具体实施职责范围内的各项工作，主要为：对管理相对人进行日常卫生监督检查、监督抽检，并开展法制宣传和行政指导；负责卫生行政处罚案件的立案、调查取证、合议、事先告知或听证告知，并提出行政处罚意见；负责卫生行政许可、资质认定的受理、审核，提出审核意见，并对被许可单位实施事后监管；负责对有关违法行为投诉举报的受理查处；负责有关公共卫生突发事件的调查处理；开展卫生监督信息的收集、分析、上报工作。

四、所需能力、技能、知识及政策分析

卫生监督工作涉及 11 部卫生法律、39 部行政法规和 138 部部门规章，量大面广。根据《关于卫生监督体系建设的若干规定》，卫生监督员应当具备卫生监督相关的专业和法律知识。《2011-2015 年全国卫生监督员培训规划》指出："卫生监督员培训坚持能力与素质提高并重，坚持以专为主与一专多能相结合，理论学习与执法实践相结合。注重优化知识结构，强化实践技能，着力提高卫生监督员的执法办案能力、创新管理能力和服务保障能力，促进依法全面规范履职。着力培养和造就一支政治素质优、业务能力强、执法水平高的卫生监督员队伍"。因此，卫生监督员要适应新形势下的卫生监督执法需求，必须具备有一定的学历层次和专业知识结构，很好的掌握相关的法律知识、专业知识、监督检测、调查办案、应急处置、信息技术、科学研究综合协调等各方面的技能，提升卫生监督工作的质量、效率、效果和形象。

五、培养目标

按照《2011-2015 年全国卫生监督员培训规划》的整体要求，结合卫生监督工作和卫生监督队伍建设的实际情况，以提高卫生监督员的政治素质、业务水平和执法能力为重点，开展各种形式的培训和培养，提升卫生监督员队伍的整体水平，为促进卫生监督事业的全面发展提供人才保证和智力支持。基层卫生监督人员作为一线执法的主力军，更要作为培训的重点对象，以满足基层卫生监督执法需要。基层复合型卫生监督人才培训课程（卫生监督基础部分）的培养目标为：使基层卫生监督员通过本课程的学习，具有基本的法律素养，了解和掌握行政检查、处罚、许可、强制、信息、重大活动保障等工作的基本概念、基本原则、基本方法、基本技能，适应卫生监督各项工作的需要。重点提升监督检查和办案能力，能熟练运用现代信息技术手段开展卫生监督工作和数据分析评估。通过本课程的培训，力求造就一支既能较好地执行卫生监督执法任务，又能为卫生监督协管人员提供业务和技术指导，具有综合监管执法能力和公共卫生服务保障能力的基层复合型卫生监督人才队伍。

六、课程规划

课程序号	课程名称	学时	课程概述	教学大纲	推荐师资及所属单位
基础 2013-001	卫生法基础	1	通过本课程的教学，使卫生监督员对卫生监督相关的行政法的基本概念、原则、内容、和相关制度的基础知识有一定的了解和掌握，学会在卫生监督实践中准确运用卫生行政法的相关原理和知识，提升依法行政的能力	见附件 1	略
基础 2013-002	卫生监督概述	1	通过本课程的教学，使卫生监督员对卫生监督的沿革有一定的了解，熟悉卫生监督的基本概念、性质、种类、功能和特征基本原则，熟悉卫生监督的体系构架和卫生协管制度，熟悉对卫生监督行为规范的相应要求，掌握对卫生监督执法责任、政务公开和回避等制度规定，提升卫生监督人员的综合能力	见附件 2	略
基础 2013-003	卫生监督稽查	1	通过本课程的教学，使卫生监督员对卫生监督稽查的概念、内容、程序和方法有总体的掌握，熟悉稽查结果的处理和稽查文书的制作要求。使卫生监督人员能规范的开展各种行政执法行为，有效地避免在执法过程中的各种风险	见附件 3	略
基础 2013-004	卫生行政许可	1	通过本课程的教学，使卫生监督员对卫生行政许可的概念、原则、实施、监督检查、文书等知识有一定的了解、熟悉和掌握，能学会运用卫生行政许可的相关原理和知识解决实践工作中的一些问题，进一步提升卫生监督人员的执法素养和执法能力	见附件 4	略
基础 2013-005	卫生监督检查	1	通过本课程的教学，使卫生监督员掌握卫生监督检查的基本内容和基本原则，知晓卫生监督检查的种类、方法、程序及要求，规范、正确地开展卫生监督检查，进一步提高卫生监督检查执法能力	见附件 5	略
基础 2013-006	卫生监督证据	1.5	通过本课程的教学，使卫生监督员对卫生监督证据概念、特征、种类、举证责任和证据规则有了解和一定基础知识的掌握，学会运用行政证据的相关原理和知识解决实践工作中的一些问题，进一步提升卫生监督人员的执法素养和执法能力	见附件 6	略

续 表

课程序号	课程名称	学时	课程概述	教学大纲	推荐师资及所属单位
基础 2013-007	卫生行政强制	0.5	通过本课程的教学，使卫生监督员掌握卫生行政强制的基本概念、分类、程序和要求；掌握卫生行政强制措施和卫生行政强制执行的程序和要求；正确使用卫生行政强制文书，能够依法实施卫生行政强制工作	见附件 7	略
基础 2013-008	卫生行政处罚	2	通过本课程的教学，使卫生监督员掌握卫生行政处罚的基本概念和原则，掌握卫生行政处罚的种类、管辖和适用，掌握各种程序的行政处罚要求，合法规范的实施卫生行政处罚	见附件 8	略
基础 2013-009	卫生行政执法文书	2	通过本课程的教学，使卫生监督员掌握《卫生行政执法文书规范》（2012）的内容，学会正确使用和规范制作执法文书，能够较好地融汇行政处罚法、行政强制法及卫生专业法的知识，进一步提高卫生监督执法能力	见附件 9	略
基础 2013-010	重大活动保障及突发事件处置	1	通过本课程的教学，使卫生监督员知晓重大活动保障和突发事件处置中的卫生监督工作的内容，掌握重大活动保障及突发事件处置中的卫生监督执法、媒体沟通技巧等工作技能，进一步提高卫生监督执法能力	见附件 10	略
基础 2013-011	卫生监督信息报告系统	1.5	通过本课程的教学，使卫生监督员掌握卫生监督信息报告系统的功能，运用卫生监督信息报告系统开展卫生监督信息卡的填报、审核、质量控制、综合查询和统计汇总	见附件 11	略
基础 2013-012	卫生监督信息的收集与报告	1.5	通过本课程的教学，使卫生监督员掌握《全国卫生监督调查制度（2012 版）》的内容，了解和掌握卫生监督信息卡的内容和填报要求，准确掌握卫生监督信息报告系统的操作和应用，并按照《全国卫生监督调查制度（2012 版）》和《卫生监督信息报告管理规定》（2011 年修订版）的统一要求开展工作	见附件 12	略
基础 2013-013	卫生监督统计分析方法	1.5	通过本课程的教学，使卫生监督员掌握《统计学》基本知识，学会正确使用统计学方法进行卫生监督数据分析，能够运用计算机软件开展数据分析，为决策提供依据，进一步提高卫生监督执法能力	见附件 13	略

附件 1

卫生法基础　教学大纲

课程编号：基础 2013-001　　　　学时：1

一、大纲说明

（一）教学对象

设区的市级、县级卫生监督机构基层复合型卫生监督人才。

（二）教学方式

网络讲座。

（三）考核方式

试题考核。

二、教学内容与要求

（一）教学目的

通过本课程的教学，使卫生监督员对卫生监督相关的行政法的基本概念、原则、内容、和相关制度的基础知识有一定的了解和掌握，学会在卫生监督实践中准确运用卫生行政法的相关原理和知识，提升依法行政的能力。

（二）教学内容

1. 卫生法概述。

（1）卫生法的概念。

（2）卫生法的渊源与体系。

（3）卫生法律关系：①卫生法律关系的主体；②卫生法律关系的内容；③卫生法律关系的客体。

（4）卫生法的种类：按照法律层级分类，按照执法领域分类。

（5）卫生法律责任。

2. 卫生立法和实施。

（1）卫生立法的体制：涉及不同层级的立法主体及相应的立法权。

（2）卫生立法的种类。

（3）卫生立法的程序：不同层级的立法程序。

（4）卫生法的适用规则：①卫生法适用的一般规则：上位法优于下位法，特别法优于一般法，新发优于旧法，不溯及既往等；②卫生法适用矛盾的排除。

（5）卫生法的效力范围。

3. 卫生具体行政行为。

（1）卫生具体行政行为主体。

（2）卫生具体行政行为客体。

（3）卫生具体行政行为种类。

4. 卫生行政救济制度。

（1）卫生行政复议制度。

（2）卫生行政诉讼制度。

（3）国家赔偿制度。

（三）教学要求

1. 掌握　掌握卫生法的种类：按照法律层级分类，按照执法领域分类；卫生法的适用规则：适用的一般规则和适用矛盾的排除；熟悉卫生具体行政行为的种类；卫生行政诉讼制度的相关内容。

2. 熟悉　熟悉卫生法的概念；卫生法的渊源与体系；熟悉卫生立法的种类；卫生具体行政行为主体；熟悉卫生行政复议制度的相关内容。

3. 了解　了解卫生法律关系的客体；了解卫生法律责任的种类；了解卫生具体行政行为客体；了解国家赔偿制度的相关内容。

三、参考资料

《中华人民共和国立法法》

《最高人民法院关于行政诉讼证据若干问题的规定》法释［2002］21号

《卫生监督工作指南》

《公共卫生法律法规与监督学》

《中国行政法学原理》

附件 2

卫生监督概述及相关制度　教学大纲

课程编号：基础 2013-002　　　　学时：1

一、大纲说明

（一）教学对象

设区的市级、县级卫生监督机构基层复合型卫生监督人才。

（二）教学方式

网络讲座。

（三）考核方式

试题考核。

二、教学内容与要求

（一）教学目的

通过本课程的教学，使卫生监督员对卫生监督的沿革有一定的了解，熟悉卫生监督的基本概念、性质、种类、功能和特征基本原则，熟悉卫生监督的体系构架和卫生协管制度，熟悉对卫生监督行为规范的相应要求，掌握对卫生监督执法责任、政务公开和回避等制度规定，提升卫生监督人员的综合能力。

（二）教学内容

1. 卫生监督的沿革：介绍卫生监督工作的发展历程。

2. 卫生监督概述。

（1）卫生监督概念和性质：①卫生监督概念；②卫生监督性质。

（2）卫生监督的分类：①按卫生监督的性质；②按卫生监督的对象；③按卫生监督的行为特征。

（3）卫生监督功能和特征：①卫生监督的功能；②卫生监督的特征。

3. 卫生监督体系。

（1）卫生监督体系构架。

（2）卫生监督的技术支撑。

（3）卫生监督协管制度。

4. 卫生监督行为规范。

（1）卫生监督人员。

（2）卫生监督着装规范。

（3）卫生监督行为规范要求。

5. 卫生监督相关制度。

（1）卫生行政执法责任制：①卫生监督执法责任制概述；②卫生监督执法责任制基本要求；③卫生监督执法责任制过错责任追究的内容。

（2）政务公开制度：①卫生监督政务公开概述；②卫生监督政务公开内容；③卫生监督政务公开的方式；④卫生监督政务公开的程序。

（3）回避制度：①卫生监督回避制度概述；②卫生监督回避的内容；③卫生监督回避的程序；④卫生监督回避的救济。

（三）教学要求

1. 掌握　掌握卫生监督概念和卫生监督的功能；掌握卫生监督体系架构；卫生监督着装规范的相关规定；卫生监督执法责任制基本要求。

2. 熟悉　熟悉卫生监督性质；熟悉卫生监督的分类和特征；熟悉卫生监督的技术支撑和协管体系；熟悉卫生监督行为规范要求；熟悉卫生监督执法责任制过错责任追究的内容；卫生监督政务公开的内容、方式和程序；熟悉卫生监督回避制度的内容和程序。

3. 了解　了解卫生监督的历史沿革；了解卫生监督人员的相关规定；了解卫生监督执法责任制概述；了解卫生监督政务公开概述；了解卫生监督回避制度概述和救济。

三、参考资料

《卫生监督员管理办法》

《卫生部关于印发<卫生行政执法责任制若干规定>的通知》卫监督发［2005］233号

《卫生监督工作指南》

《公共卫生法律法规与监督学》

附件 3

卫生监督稽查　教学大纲

课程编号：基础 2013-003　　　　　　学时：1

一、大纲说明

（一）教学对象

设区的市级、县级卫生监督机构基层复合型卫生监督人才。

（二）教学方式

网络讲座。

（三）考核方式

试题考核。

二、教学内容与要求

（一）教学目的

通过本课程的教学，使卫生监督员对卫生监督稽查的概念、内容、程序和方法有总体的掌握，熟悉稽查结果的处理和稽查文书的制作要求。使卫生监督人员能规范的开展各种行政执法行为，有效地避免在执法过程中的各种风险。

（二）教学内容

1. 卫生监督稽查概述。

（1）卫生监督稽查的概念。

（2）卫生监督稽查的目的、职责。

（3）卫生监督稽查的程序和方法。

2. 卫生监督稽查的主要内容。主要介绍卫生监督稽查涉及的监督检查、行政许可、行政处罚、举报投诉等方面的总体内容。

3. 稽查结果处理。

（1）层级稽查结果处理。

（2）本级稽查结果处理。

4. 稽查文书制作。

（1）稽查笔录的制作要求。

（2）稽查意见书的制作要求。

（三）教学要求

1. 掌握　掌握卫生监督稽查工作职责，稽查笔录和意见书的制作技巧，层级稽查结果的处理。

2. 熟悉　熟悉卫生监督稽查内容、程序及方法；本级稽查结果的处理；稽查笔录和意见书的制作基本要求；卫生监督稽查内容、程序及方法。

3. 了解　了解卫生监督稽查的定义和目的，卫生监督稽查文书样式。

三、参考资料

《卫生监督员管理办法》

卫生部关于印发《卫生监督稽查工作规范》的通知（卫监督发［2005］232 号）

附件 4

卫生行政许可　教学大纲

课程编号：基础 2013-004　　　　学时：1

一、大纲说明

（一）教学对象

设区的市级、县级卫生监督机构基层复合型卫生监督人才。

（二）教学方式

网络讲座。

（三）考核方式

试题考核。

二、教学内容与要求

（一）教学目的

通过本课程的教学，使卫生监督员对卫生行政许可的概念、原则、实施、监督检查、文书等知识有一定的了解、熟悉和掌握，能学会运用卫生行政许可的相关原理和知识解决实践工作中的一些问题，进一步提升卫生监督人员的执法素养和执法能力。

（二）教学内容

1. 卫生行政许可概述。

（1）卫生行政许可概念。

（2）卫生行政许可特征。

（3）卫生行政许可设定的依据。

（4）卫生行政许可的分类与范围。

（5）卫生行政许可的原则。

2. 卫生行政许可的实施。

（1）卫生行政许可的申请和受理：①卫生行政许可的申请：申请的条件、申请的提出、申请文书的制作等内容；②卫生行政许可申请的受理及处理：受理、更正、补正、不予受理等内容。

（2）卫生行政许可申请的审查：①形式审查；②实质审查；③特别审查。

（3）卫生行政许可的听证：①听证的适用范围；②听证的程序；③听证的结果。

（4）卫生行政许可的决定：①卫生行政许可决定的形式；②卫生行政许可决定的期限；③卫生行政许可决定的变更和延续；④不予卫生行政许可决定的情形。

（5）卫生行政许可的撤销、撤回与注销。

3. 行政许可的文书。

（1）卫生行政许可申请受理环节的文书。

（2）卫生行政许可审查环节的文书。

（3）卫生行政许可决定环节的文书。

（三）教学要求

1. 掌握　掌握卫生行政许可的实施中的申请与受理的条件、方式、期限，卫生行政许可审查的方式和程序；卫生行政许可决定形式期限、卫生行政许可决定的变更和延续、卫生行政许可的相关文书制作要求，并能在具体案例中熟练分析和运用。

2. 熟悉　熟悉卫生行政许可的原则、卫生行政许可的内容及要求、卫生行政许可听证的适用范围程序和结果；不予卫生行政许可的情形；卫生行政许可的撤销、撤回和注销。

3. 了解　了解卫生行政许可的基本概念和特征，卫生行政许可设定的依据、卫生行政许可的分类与范围。

三、参考资料

《中华人民共和国行政许可法》

《卫生行政许可管理办法》卫生部令2004第38号

《卫生监督工作指南》

《卫生法律制度与监督学》

《公共卫生法律法规与监督学》

附件 5

卫生监督检查　教学大纲

课程编号：基础 2013-005　　　　　　学时：1

一、大纲说明

（一）教学对象

设区的市级、县级卫生监督机构基层复合型卫生监督人才。

（二）教学方式

网络讲座。

（三）考核方式

试题，案例考核。

二、教学内容与要求

（一）教学目的

通过本课程的教学，使卫生监督员掌握卫生监督检查的基本内容和基本原则，知晓卫生监督检查的种类、方法、程序及要求，规范、正确地开展卫生监督检查，进一步提高卫生监督检查执法能力。

（二）教学内容

1. 卫生监督检查概述。

（1）卫生监督检查的概念。

（2）卫生监督检查的目的。

2. 卫生监督检查的基本原则。合法性原则、客观性原则、代表性原则、典型性原则、适时性原则。

3. 卫生监督检查的种类。

（1）一般卫生监督检查：日常卫生监督检查、专项卫生监督检查、许可后卫生监督检查、投诉举报调查。

（2）卫生监督抽检：委托检验、现场快速检验；产品样品检验、非产品样品检验。

4. 卫生监督检查的程序与要求。

（1）一般卫生监督检查的程序与要求：①一般卫生监督检查的总体要求；②一般卫生监督检查的准备；③一般卫生监督检查的程序；

（2）卫生监督抽检的程序与要求。

5. 卫生监督检查结果的应用。

（1）卫生状况评价依据。

（2）做出卫生行政处理依据。

（3）作为卫生违法行为证据。

6. 卫生监督检查相关文书。

（三）教学要求

1. 掌握一般卫生监督检查的种类　一般卫生监督检查的总体要求；卫生监督抽检的程序与要求。

2. 熟悉　熟悉卫生监督抽检种类；熟悉一般卫生监督检查的准备和程序；卫生监督检查结果的应用；卫生监督检查涉及的文书种类。

3. 了解　了解卫生监督检查的概念、目的和原则。

三、参考资料

《卫生监督工作指南》

《卫生法律制度与监督学》

《公共卫生法律法规与监督学》

附件 6

卫生监督证据　教学大纲

课程编号：基础 2013-006　　　　学时：1.5

一、大纲说明

（一）教学对象

设区的市级、县级卫生监督机构基层复合型卫生监督人才。

（二）教学方式

网络讲座。

（三）考核方式

试题考核。

二、教学内容与要求

（一）教学目的

通过本课程的教学，使卫生监督员对卫生监督证据概念、特征、种类、举证责任和证据规则有了解和一定基础知识的掌握，学会运用行政证据的相关原理和知识解决实践工作中的一些问题，进一步提升卫生监督人员的执法素养和执法能力。

（二）教学内容

1. 卫生监督证据概述。

（1）卫生监督证据概念和特征：①卫生监督证据概念；②卫生监督证据特征：真实性、合法性、关联性。

（2）卫生监督证据的种类：书证、物证、视听资料、证人证言、当事人的陈述、鉴定结论、现场笔录。

2. 卫生监督证据的要求。

（1）书证的要求。

（2）物证的要求。

（3）视听资料的要求。

（4）证人证言的要求。

（5）当事人的陈述的要求。

（6）鉴定结论的要求。

（7）现场笔录的要求。

3. 举证责任。

（1）举证责任的概念。

（2）举证责任的范围。

（3）举证责任的分配。

4. 证据规则。

（1）提供证据的规则①当事人应及时提供证据规则；②人民法院调取补充证据规则。

（2）保全证据的规则。

（3）审查证据的规则：①全面、客观地审查证据；②按照法定程序审查证据。

（4）认定证据的规则：①最佳证据规则；②补强证据规则；③定案证据排除规则；④瑕疵证据认定规则；⑤卷外证据排除规则；⑥司法认知；⑦推定规则；⑧自认规则。

5. 行政诉讼的证明标准。

（1）不同诉讼形式证明标准不一致。

（2）清楚而有说服力的证明标准。

（三）教学要求

1. 掌握。

（1）卫生监督证据特征。

（2）最佳证据规则。

（3）补强证据规则。

（4）定案证据排除规则。

（5）瑕疵证据认定规则。

（6）卷外证据排除规则。

（7）清楚而有说服力的证明标准。

2. 熟悉。

（1）卫生监督证据的种类及要求。

（2）举证责任的分配。

（3）提供证据的规则。

（4）司法认知。

（5）推定规则。

（6）自认规则。

3. 了解。

（1）卫生监督证据的概念。

（2）举证责任的范围。

（3）保全证据的规则。

（4）审查证据的规则。

（5）认定证据的规则。

（6）证明标准。

三、参考资料

《中华人民共和国行政诉讼法》

《最高人民法院关于执行〈中华人民共和国行政诉讼法〉若干问题的解释》（法释［2000］8号）

《最高人民法院关于行政诉讼证据若干问题的规定》（法释［2002］21号）

附件 7

卫生行政强制　教学大纲

课程编号：基础 2013-007　　　　学时：0.5

一、大纲说明

（一）教学对象

设区的市级、县级卫生监督机构基层复合型卫生监督人才。

（二）教学方式

网络讲座。

（三）考核方式

试题考核。

二、教学内容与要求

（一）教学目的

通过本课程的教学，使卫生监督员掌握卫生行政强制的基本概念、分类、程序和要求，掌握卫生行政强制措施和卫生行政强制执行的程序和要求；正确使用卫生行政强制文书，能够依法实施行政强制工作。

（二）教学内容

1. 卫生行政强制概述。

（1）卫生行政强制的概念。

（2）卫生行政强制的原则。

（3）卫生行政强制的相关法律法规规定。

2. 卫生行政强制措施。

（1）卫生行政强制措施的定义和种类。

（2）实施卫生行政强制措施的一般程序和要求。

（3）查封、扣押的特别要求。

3. 卫生行政强制执行。

（1）卫生行政强制执行的一般规则。

（2）申请人民法院强制执行程序和要求。

4. 卫生行政强制相关文书。

（三）教学要求

1. 掌握　掌握卫生行政强制的概念；实施卫生行政强制措施的一般程序和要求；查

封、扣押的特别要求；行政机关申请人民法院强制执行程序和要求。

2. 熟悉　熟悉卫生行政强制相关法律法规规定；卫生行政强制措施的定义和种类；卫生行政强制执行的一般规则。

3. 了解　了解卫生行政强制的原则；卫生行政强制相关文书。

三、参考资料

《中华人民共和国行政强制法》

《中华人民共和国行政强制法解读》

《中华人民共和国行政处罚法》

《卫生行政处罚程序》

《卫生行政执法文书规范》2012 版

附件 8

卫生行政处罚　教学大纲

课程编号：基础 2013-008　　　　学时：2 学时

一、大纲说明

（一）教学对象

设区的市级、县级卫生监督机构基层复合型卫生监督人才。

（二）教学方式

网络讲座。

（三）考核方式

试题考核、案例分析。

二、教学内容与要求

（一）教学目的

通过本课程的教学，使卫生监督员掌握卫生行政处罚的基本概念和原则，掌握卫生行政处罚的种类、管辖和适用，掌握各种程序的行政处罚要求，合法规范的实施卫生行政处罚。

（二）教学内容

1. 卫生行政处罚概述。

（1）卫生行政处罚的概念。

（2）卫生行政处罚基本原则：法定原则；公正、公开原则；过罚相当原则；坚持处罚与教育相结合原则；先调查取证后裁决原则；监督制约原则。

2. 卫生行政处罚的种类。警告、罚款、没收违法所得、没收非法财物、责令停产停业、暂扣或者吊销许可证等。

3. 卫生行政处罚的设定。法律、行政法规、地方性法规、部门规章、地方性规章设定的卫生行政处罚种类规定。

4. 卫生行政处罚的实施。

（1）实施卫生行政处罚的条件：有明确的违法行为、责任能力要件、时效要件。

（2）实施卫生行政处罚的主体。

（3）被处罚主体。

（4）卫生行政处罚的管辖和移送：①卫生行政处罚管辖的规定；②卫生行政案件移送的情形；③卫生行政案件移送的程序。

5. 卫生行政处罚的程序。

（1）简易程序卫生行政处罚：①简易程序卫生行政处罚适用范围；②简易程序卫生行政处罚实施要求。

（2）一般程序卫生行政处罚：①一般程序卫生行政处罚实施流程；②一般程序卫生行政处罚实施要求。

（3）听证程序卫生行政处罚：①听证程序卫生行政处罚适用范围；②听证程序卫生行政处罚实施要求。

6. 卫生行政处罚的执行与结案。

（1）卫生行政处罚执行的种类和要求。

（2）卫生行政处罚结案的要求。

7. 卫生行政处罚相关文书。

（三）教学要求

1. 掌握　掌握行政处罚实施的条件；简易程序卫生行政处罚适用范围和实施要求；一般程序卫生行政处罚的实施流程和实施要求；听证程序卫生行政处罚适用范围和实施要求。

2. 熟悉　熟悉卫生行政处罚的种类；卫生行政处罚的设定；实施卫生行政处罚的主体；被处罚主体；卫生行政处罚的管辖和移送；卫生行政处罚的执行的种类和要求。

3. 了解　了解卫生行政处罚的概念和原则；卫生行政处罚结案的要求；卫生行政处罚文书。

三、参考资料

《中华人民共和国行政处罚法》

《卫生行政处罚程序》

《最高人民法院关于行政诉讼证据若干问题的规定》（法释［2002］21号）

《卫生监督工作指南》

附件 9

卫生行政执法文书　教学大纲

课程编号：基础 2013-009　　　　学时：2

一、大纲说明

（一）教学对象

设区的市级、县级卫生监督机构基层复合型卫生监督人才。

（二）教学方式

网络讲座。

（三）考核方式

试题，文书模拟制作。

二、教学内容与要求

（一）教学目的

通过本课程的教学，使卫生监督员掌握《卫生行政执法文书规范》（2012）的内容，学会正确使用和规范制作执法文书，能够较好地融汇行政处罚法、行政强制法及卫生专业法的知识，进一步提高卫生监督执法能力。

（二）教学内容

1. 卫生行政执法文书的发展历程。

2.《卫生行政执法文书规范》（2012）修订情况简介，主要介绍修订的主要内容。

3. 卫生行政执法文书的概念。

4.《卫生行政执法文书规范》（2012 版）总体框架。

5. 文书制作与管理的总体要求。

（1）共性要求：①文书制式（手写、打印、手持执法设备；用笔、修改）相关要求；②当事人项的制作要求；③案由的制作要求；④续页的制作要求。

（2）文书管理要求：①制定制度，专人管理；②提前盖章，领用登记；③一案一卷，按时排序。

6. 相关文书制作的基本要求。

（1）监督抽检类文书：包括产品样品采样记录、非产品样品采样记录、产品样品确认告知书、检验结果告知书 4 种，重点介绍产品样品采样记录和产品样品确认告知书。

（2）日常监督类文书：包括现场笔录、询问笔录、卫生监督意见书 3 种，均重点进行介绍。

（3）行政强制和控制类文书：包括查封扣押决定书、查封扣押处理决定书、查封扣押延期通知书、封条、催告书、强制执行申请书、行政控制决定书、解除行政控制决定书 8 种文书，选择查封扣押决定书、催告书等两种文书进行重点介绍。

（4）行政处罚程序类文书：包括案件受理记录、立案报告、案件移送书、证据先行登记保存决定书、证据先行登记保存处理决定书、案件调查终结报告、合议记录、行政处罚事先告知书、陈述申辩笔录、陈述申辩复核意见书、行政处罚听证通知书、听证笔录、听证意见书、行政处罚决定书、当场行政处罚决定书、送达回执、结案报告等 17 种文书，选择立案报告、行政处罚决定书、结案报告三种文书进行重点介绍。

（5）通用类文书：包括卫生行政执法事项审批表、续页、物品清单、公告等 4 种文书，选择公告进行重点介绍。

（6）内部执法监督文书：涉及卫生行政执法建议书 1 种，介绍相关制作要求。

（三）教学要求

1. 掌握。

（1）卫生行政执法文书的概念。

（2）文书制作的共性要求。

（3）监督抽检类文书中的产品样品采样记录和产品样品确认告知书的制作要求。

（4）日常监督类文书中的现场笔录、询问笔录、卫生监督意见书的制作要求。

（5）行政强制和控制类文书中的查封扣押决定书、催告书的制作要求。

（6）行政处罚程序类文书中的立案报告、案件调查终结报告、行政处罚决定书、结案报告的制作要求。

2. 熟悉。

（1）《卫生行政执法文书规范》（2012 版）总体框架。

（2）卫生行政执法文书的管理要求。

（3）监督抽检类文书中的、非产品样品采样记录和检验结果告知书的制作要求。

（4）行政强制和控制类文书中的查封扣押处理决定书、查封扣押延期通知书、封条强制执行申请书、行政控制决定书、解除行政控制决定书的制作要求。

（5）行政处罚程序类文书中的案件受理记录、案件移送书、证据先行登记保存决定书、证据先行登记保存处理决定书、合议记录、行政处罚事先告知书、陈述申辩笔录、陈述申辩复核意见书、行政处罚听证通知书、听证笔录、听证意见书、当场行政处罚决定书、送达回执的制作要求。

（6）通用类文书中的卫生行政执法事项审批表、续页、物品清单、公告的制作要求。

（7）内部执法监督文书中的卫生行政执法建议书的制作要求。

3. 了解。

（1）卫生行政执法文书的发展历程。

（2）《卫生行政执法文书规范》（2012）修订情况。

三、参考资料

《中华人民共和国行政处罚法》

《中华人民共和国行政强制法》

《卫生行政处罚程序》

《卫生行政执法文书规范》（2012 版）

附件 10

重大活动保障及突发事件处置　教学大纲

课程编号：基础 2013-010　　　　　学时：1

一、大纲说明

（一）教学对象

设区的市级、县级卫生监督机构基层复合型卫生监督人才。

（二）教学方式

网络讲座。

（三）考核方式

试题考核。

二、教学内容与要求

（一）教学目的

通过本课程的教学，使卫生监督员知晓重大活动保障和突发事件处置中的卫生监督工作的内容，掌握重大活动保障及突发事件处置中的卫生监督执法、媒体沟通技巧等工作技能，进一步提高卫生监督执法能力。

（二）教学内容

1. 重大活动保障及突发事件处置的概念。

2. 重大活动保障及突发事件处置的框架和内容。

（1）重大活动保障的基本框架。

（2）重大活动保障的主要内容。

（3）突发事件处置的基本框架。

（4）突发事件处置的主要内容。

3. 重大活动保障的总体工作要求。

（1）重大活动卫生监督准备工作：包括重大活动监督的预案编制及预演要求。

（2）重大活动活动期间卫生监督：包括重大活动监督涉及的总体环节及相关的工作要求。

（3）重大活动活动结束后工作。

4. 突发事件处置的总体工作要求。

5. 重大活动保障及突发事件处置的媒体沟通与合作。

（1）媒体沟通合作的原则。

（2）媒体沟通合作的基本要求和技巧。

（三）教学要求

1. 掌握。

（1）重大活动保障期间的卫生监督：包括重大活动监督涉及的总体环节及相关的工作要求。

（2）突发事件处置的总体工作要求。

（3）重大活动保障及突发事件处置中的媒体沟通合作的基本要求和技巧。

2. 熟悉。

（1）重大活动保障及突发事件处置卫生监督工作的基本框架和主要内容。

（2）重大活动卫生监督准备工作：包括重大活动监督的预案编制及预演要求等。

（3）重大活动保障及突发事件处置卫生监督媒体沟通合作的原则。

3. 了解。

（1）重大活动保障及突发事件处置卫生监督含义与概念。

（2）重大活动活动结束后卫生监督工作。

三、参考资料

《卫生监督工作指南（第二版）》

《2008 年北京奥运会卫生监督保障技术》

《2010 年上海世博会卫生监督保障工作方案及工作制度》

附件 11

卫生监督信息报告系统　教学大纲

课程编号：基础 2013-011　　　　学时：1.5

一、大纲说明

（一）教学对象

设区的市级、县级卫生监督机构基层复合型卫生监督人才。

（二）教学方式

网络讲座。

（三）考核方式

试题考核。

二、教学内容与要求

（一）教学目的

通过本课程的教学，使卫生监督员掌握卫生监督信息报告系统的功能，运用卫生监督信息报告系统开展卫生监督信息卡的填报、审核、质量控制、综合查询和统计汇总。

（二）教学内容

1. 卫生监督信息报告系统的总体介绍。
2. 卫生监督信息报告系统的登陆。
3. 卫生监督信息报告系统的功能菜单。
4. 卫生监督信息卡的填报。
5. 卫生监督信息卡的审核。
6. 卫生监督信息报告的质量控制。
7. 卫生监督信息报告系统的综合查询。
8. 卫生监督信息报告系统的统计汇总。
9. 卫生监督信息报告系统的汇总填报。
10. 卫生监督信息报告系统的辅助功能。

（三）教学要求

1. 掌握。

（1）卫生监督信息报告系统的登陆。

（2）生监督信息卡的填报。

（3）卫生监督信息卡的审核。

（4）卫生监督信息报告的质量控制。

（5）卫生监督信息报告系统的综合查询。

（6）卫生监督信息报告系统的统计汇总。

（7）卫生监督信息报告系统的汇总填报。

2. 熟悉　卫生监督信息报告系统的功能菜单。

3. 了解　卫生监督信息报告系统的辅助功能。

三、参考资料

《卫生监督信息报告系统用户使用手册》

《卫生监督信息报告系统管理员使用手册》

附件 12

卫生监督信息的收集与报告　教学大纲

课程编号：基础 2013-012　　　　学时：1.5

一、大纲说明

（一）教学对象

设区的市级、县级卫生监督机构基层复合型卫生监督人才。

（二）教学方式

网络讲座。

（三）考核方式

试题。

二、教学内容与要求

（一）教学目的

通过本课程的教学，使卫生监督员掌握《全国卫生监督调查制度（2012 版）》的内容，了解和掌握卫生监督信息卡的内容和填报要求，准确掌握卫生监督信息报告系统的操作和应用，并按照《全国卫生监督调查制度（2012 版）》和《卫生监督信息报告管理规定》（2011 年修订版）的统一要求开展工作。

（二）教学内容

1. 卫生监督信息报告的沿革。

2.《全国卫生监督调查制度（2012 版）》修订情况简介，主要介绍修订的背景和主要内容。

3. 卫生监督信息报告的分类和组成。

4. 卫生监督信息卡的结构和主体内容。

5. 卫生监督信息卡共性项目的说明。

6. 建设项目卫生审查信息卡、经常性卫生监督信息卡、卫生监督监测信息卡及相关说明。

7. 公共场所、生活饮用水、学校卫生监督信息卡及相关说明。

8. 职业卫生、放射卫生、消毒产品、传染病防治、医疗卫生、采供血卫生信息卡及相关说明。

9. 卫生监督信息卡的用途。

10. 卫生监督信息卡的使用。

（1）卫生监督信息卡的填报方法。

（2）卫生监督信息卡的填报流程。

（3）卫生监督信息卡的填报规则。

（4）卫生监督信息卡的质控管理。

（5）卫生监督信息卡的资料保存。

11.《卫生监督信息报告管理规定》（2011年修订版）介绍。

（三）教学要求

1. 掌握。

（1）卫生监督信息卡的使用。

（2）卫生监督信息卡的填报方法。

（3）卫生监督信息卡的填报流程。

（4）卫生监督信息卡的填报规则。

（5）卫生监督信息卡的质控管理。

2. 熟悉。

（1）卫生监督信息卡的共性项目。

（2）建设项目卫生审查信息卡、经常性卫生 监督信息卡、卫生监督监测信息卡及相关说明。

（3）公共场所、生活饮用水、学校卫生监督信息卡及相关说明。

（4）职业卫生、放射卫生、消毒产品、传染病防治、医疗卫生、采供血卫生信息卡及相关说明。

3. 了解。

（1）卫生监督信息报告的沿革。

（2）《全国卫生监督调查制度（2012版）》修订情况。

（3）卫生监督信息报告的分类和组成。

（4）卫生监督信息卡的结构和主体内容。

（5）《卫生监督信息报告管理规定》（2011年修订版）。

三、参考资料

《中华人民共和国统计法》

《全国卫生监督调查制度（2012版）》

《卫生监督信息报告管理规定》2011年修订版

《中国卫生监督信息报告工作手册》2012版

附件 13

卫生统计分析方法　教学大纲

课程编号：基础 2013-013　　　　学时：1.5

一、大纲说明

（一）教学对象

设区的市级、县级卫生监督机构基层复合型卫生监督人才。

（二）教学方式

网络讲座。

（三）考核方式

试题，实例计算。

二、教学内容与要求

（一）教学目的

通过本课程的教学，使卫生监督员掌握《统计学》基本知识，学会正确使用统计学方法进行卫生监督数据分析，能够运用计算机软件开展数据分析，为决策提供依据，进一步提高卫生监督执法能力。

（二）教学内容

1. 统计数据的基本类型。

（1）数据类型介绍。

（2）卫生监督常用数据项所属数据类型。

（3）不同类型数据适用的统计方法。

2. 数据的收集和整理方法。

（1）数据收集方法。

（2）数据整理方法。

（3）运用 EXCEL 软件进行数据整理：①利用公式和函数，进行数据计算和分类；②利用数据透视表，制作数据汇总表。

3. 统计资料的描述——概括性度量。

（1）集中趋势的度量：①集中趋势的概念；②主要测度值：平均数、中位数和分位数。

（2）离散程度的度量：①离散程度的概念；②主要有测度值：最大值、最小值和离散系数；

（3）概括性度量在卫生监督领域的应用：①确定限值、查找异常值；②了解工作状况差异。

（4）描述性统计的EXCEL实现。

4. 时间序列对比分析。

（1）时间序列的概念。

（2）主要度量值：环比发展速度、环比增长速度、定基发展速度、定基增长速度、平均发展速度和平均增长速度。

（3）应用实例：①计算公式和意义；②各种速度的分析比较。

（4）时间序列对比分析的EXCEL实现。

5. 统计资料的图形展示。

（1）环形图：①环形图介绍：图形样式、图形含义；②应用实例和EXCEL实现。

（2）散点图：①散点图介绍：图形样式、图形含义；②应用实例和EXCEL实现。

（3）条形图：①条形图介绍：图形样式、图形含义、数据标准化；②应用实例和EXCEL实现。

6. 假设检验。

（1）假设检验的基本概念：①假设检验的原理；②计算公式。

（2）应用实例：①在医疗卫生领域的应用，四格表经典范例；②在卫生监督领域的应用，抽检合格率比较等。

（3）假设检验的统计软件实现：EXCEL/SPSS。

7. 其他统计方法简介

（1）其他统计方法的概念和原理：方差分析、回归分析、聚类分析、相关分析和统计指数等。

（2）以上统计方法的适用情况。

（3）实例展示。

（三）教学要求

1. 掌握。

（1）各种数据类型适用的统计学方法。

（2）数据收集和数据整理的方法，运用计算机软件实现数据整理。

（3）描述性统计中集中趋势和离散程度的主要测度值的计算公式及其软件实现方式。

（4）时间序列对比分析中各类速度的计算公式。

（5）绘制条形图、环形图、散点图等常用统计图形。

（6）假设检验的计算公式软件实现方式。

2. 熟悉。

（1）卫生监督主要数据项所属数据类型。

（2）描述性统计中集中趋势和离散程度的概念和含义。

（3）描述性统计中集中趋势和离散程度的主要测度值的概念和含义。

（4）时间序列对比分析中各类速度的概念和含义。

（5）通过结合和比较各类速度，解读业务含义的方法。

（6）用于统计资料图形展示的常用图形的样式和含义。

（7）正确解读具体图形中的数据含义。

（8）假设检验在卫生监督领域中的适用情况。

3. 了解。

（1）各类型统计数据的概念。

（2）概括性度量、时间序列、假设检验的概念和原理。

（3）其他统计学方法的概念和原理。

三、参考资料

《中华人民共和国统计法》

《统计学》（第二版）

《卫生统计学》（第六版）

基层复合型卫生监督人才培训课程规划书（生活饮用水卫生监督）

一、卫生监督专业工作概述

生活饮用水卫生监督工作是指生活饮用水卫生行政执法主体依据《中华人民共和国传染病防治法》及相关法律法规，对生活饮用水供水单位、涉及饮用水卫生安全的产品（以下简称“涉水产品”）生产、经营和使用单位遵守生活饮用水管理法律、法规、规章以及其他规范性文件和行政处理决定的情况进行监督和检查的活动。

生活饮用水卫生监督是生活饮用水卫生行政执法的重要组成部分，是预防传染病发生，实现生活饮用水卫生行政管理的重要手段和途径，包括预防性卫生监督、日常性卫生监督、生活饮用水污染事故的调查和处理、违法行为的行政处罚。

二、基层卫生监督机构职责分析

（一）根据要求组织实施辖区范围内生活饮用水供水单位、涉水产品生产、经营和使用单位的卫生监督、抽检计划。

（二）依据有关法律、法规规定，承担辖区内生活饮用水供水单位的卫生许可证发放和管理工作。

（三）承担对辖区内的生活饮用水供水单位、涉水产品生产、经营和使用单位的违法行为进行立案、调查取证，提出处罚意见。

（四）承担辖区内生活饮用水、涉水产品卫生监督工作相关信息的收集、汇总与统计分析。

（五）开展对辖区内生活饮用水、涉水产品投诉举报及生活饮用水污染事故进行调查处理。

（六）开展对辖区范围内生活饮用水、涉水产品相关卫生法律、法规、标准、规范的宣传、培训工作。

（七）建立健全本地区生活饮用水供水单位、涉水产品生产单位一户一档及卫生许可、卫生监督档案。

三、基层卫生监督员岗位任务分析

（一）依据有关法律、法规，根据工作计划对辖区内生活饮用水供水单位、涉水产品生产、经营和使用单位开展卫生监督和抽检工作。

（二）对辖区内的生活饮用水供水单位、涉水产品生产、经营和使用单位的违法行为进行立案、调查取证，提出处罚意见。

（三）对辖区内生活饮用水供水单位开展许可和管理工作。

（四）对辖区内的生活饮用水、涉水产品相关投诉举报的处理工作。

（五）组织对管理相对人生活饮用水及涉水产品卫生法规和专业知识进行宣传、指导和培训。

（六）完成辖区内生活饮用水及涉水产品卫生监督信息统计报告工作。

（七）完成上级部门交办的其它工作。

四、所需能力、技能、知识及政策分析

（一）要求具备生活饮用水、涉水产品相关法律法规、标准规范及现场检测等专业知识。

（二）掌握生活饮用水卫生监督执法办案技能，熟练运用现代信息技术，能够较好贯彻执行卫生监督执法任务、能够为卫生监督协管人员提供业务和技术指导。

五、培养目标

按照《2011-2015年全国卫生监督员培训规划》的整体要求，结合卫生监督工作和卫生监督队伍建设的实际情况，以提高卫生监督员的生活饮用水卫生监督执法能力为重点，开展各种形式的培训和培养，努力培养和造就一支政治素质优、业务能力强、执法水平高的卫生监督员队伍，为促进卫生监督事业的全面发展提供人才保证和智力支持。基层复合型卫生监督人才作为一线执法的主力军，更要作为培训的重点对象，以满足基层卫生监督执法需要。生活饮用水卫生监督课程的培养目标为：通过本课程的培养和学习，使基层复合型卫生监督人才熟悉、了解和掌握生活饮用水卫生基本常识、相关法律法规和卫生标准规范、生活饮用水供水单位卫生许可、生活饮用水、涉水产品的日常卫生监督和突发污染事件应急处置等知识，能够独立开展生活饮用水供水单位、涉水产品生产企业的监督管理和现场快速检测、采样等工作，从而保障广大人民群众生活饮用水卫生健康。

六、课程规划

课程序号	课程名称	学时	课程概述	教学大纲	推荐师资及所属单位
饮水 2013-001	生活饮用水基本常识及我国饮用水卫生安全现状	1	通过本课程的教学，使卫生监督员了解生活饮用水基本知识、熟悉和掌握我国生活饮用水卫生现状、主要存在的卫生安全问题	见附件1	略
饮水 2013-002	水处理工艺	1	通过本课程的教学，使卫生监督员熟悉常见的生活饮用水水处理工艺及其特点	见附件2	略
饮水 2013-003	生活饮用水相关法律法规	1	通过本课程的教学，使卫生监督员了解我国现行的生活饮用水相关法律法规及规定的主要内容，以及生活饮用水卫生监督职责要求	见附件3	略
饮水 2013-004	生活饮用水相关卫生标准规范	2	通过本课程的教学，使卫生监督员熟悉我国现行的生活饮用水相关标准规范，尤其是《生活饮用水卫生标准》的指标和意义	见附件4	略
饮水 2013-005	供水单位卫生许可	1.5	通过本课程的教学，使卫生监督员熟悉供水单位卫生许可的依据、对象、程序、要求以及许可证的管理	见附件5	略
饮水 2013-006	涉水产品卫生许可	2	通过本课程的教学，使卫生监督员熟悉涉水产品卫生许可的依据、对象、程序、要求以及许可证的管理	见附件6	略
饮水 2013-007	集中式供水单位卫生监督管理	3	通过本课程的教学，使卫生监督员熟悉集中式供水单位卫生监督执法的法律依据、程序，能够掌握对集中式供水单位卫生监督管理要求	见附件7	略
	集中式供水单位卫生监督管理实例	3	以现场实例形式介绍对大型、中型、小型集中式供水单位卫生监督管理的要求	略	略
饮水 2013-008	二次供水卫生监督管理	2	通过本课程的教学，使卫生监督员熟悉二次供水卫生监督执法的法律依据、程序，能够掌握对二次供水卫生监督管理要求	见附件8	略
	二次供水卫生监督管理实例	2	以现场实例形式介绍二次供水、变频供水等卫生监督管理的要求	略	略

续 表

课程序号	课程名称	学时	课程概述	教学大纲	推荐师资及所属单位
饮水 2013-009	管道分质供水卫生监督管理	2	通过本课程的教学，使卫生监督员熟悉管道分质供水卫生监督执法的法律依据、程序，能够掌握对管道分质供水卫生监督管理要求	见附件 9	略
饮水 2013-010	现制现售水卫生监督管理	2	通过本课程的教学，使卫生监督员熟悉现制现售水卫生监督执法的法律依据、程序，能够掌握对现制现售水卫生监督管理要求	见附件 10	略
饮水 2013-011	涉水产品卫生监督管理	2	通过本课程的教学，使卫生监督员熟悉涉水产品卫生监督执法的法律依据、程序，能够掌握对涉水产品生产、经营和使用单位卫生监督管理要求	见附件 11	略
	涉水产品卫生监督管理实例	3	以实例形式介绍涉水产品生产企业、经营使用单位卫生监督管理的要求	略	略
饮水 2013-012	生活饮用水突发污染事件及应急处置	2	通过本课程的教学，使卫生监督员了解生活饮用水污染种类、特点和常见的导致生活饮用水污染的原因，熟悉各类供水形式各环节发生的生活饮用水污染事件的调查方法和处置措施	见附件 12	略
	生活饮用水突发污染事件应急处置实例	3	以实例形式介绍各类生活饮用水突发污染事件的特点及处置要求	略	略
饮水 2013-013	饮用水监督采样	1	通过本课程的教学，使卫生监督员掌握生活饮用水水样采集和保存方法、水质检验结果的判定	见附件 13	略
饮水 2013-014	生活饮用水现场快速检测和在线监测技术	1	通过本课程的教学，使卫生监督员掌握生活饮用水消毒剂余量、浑浊度、pH、色度等指标的现场快速检测，了解生活饮用水在线监测技术的进展	见附件 14	略
饮水 2013-015	重大活动生活饮用水卫生监督保障	2	通过本课程的教学，使卫生监督员了解重大活动生活饮用水卫生监督保障法律依据，熟悉工作意义，掌握重大活动准备阶段、移入阶段、保障阶段、总结阶段饮水监督保障的工作内容和要求	见附件 15	略

附件 1

生活饮用水基本常识
及我国饮用水卫生安全现状　教学大纲

课程编号：饮水 2013-001　　　　学时：1

一、大纲说明

（一）教学对象

设区的市级、县级卫生监督机构基层复合型卫生监督人才。

（二）教学方式

网络讲座。

（三）考核方式

试题。

二、教学内容与要求

（一）教学目的

通过本课程的教学，使卫生监督员了解生活饮用水基本知识、熟悉和掌握我国生活饮用水卫生现状、主要存在的卫生安全问题，为开展生活饮用水卫生监督管理打下扎实基础。

（二）教学内容

1. 水的重要意义及水资源种类，主要介绍生活饮用水的生理学和卫生学意义，以及降水、地表水和地下水及三者的卫生学特征。

2. 饮水中的病原体和化学物质对人体健康的影响，主要介绍饮水中常见的病原体和化学物质，重点介绍氯及其消毒副产物、二氧化氯消毒副产物、臭氧消毒副产物等对人体健康的影响。

3. 我国水资源现状及合理利用和保护，主要介绍我国目前水资源特点、提倡节约用水、合理开发水资源、加强对水污染的治理和提高水的重复利用率。

4. 我国城乡生活饮用水水质现状及主要存在的卫生安全问题，主要介绍历年来对城乡生活饮用水水质监督监测的情况，以及所反映出来的主要卫生安全问题。

（三）教学要求

1. 了解

（1）水的重要意义。

（2）水资源的种类和卫生学特征。

（3）我国水资源现状及其合理利用和保护。

2. 熟悉

（1）饮水中的主要病原体和化学物质。

（2）我国城乡生活饮用水主要存在的卫生安全问题。

3. 掌握

（1）法定介水传染病的种类。

（2）饮用水消毒副产物对人体健康的影响。

三、参考资料

《中华人民共和国传染病防治法》

《环境卫生学》

附件 2

生活饮用水水处理工艺　教学大纲

课程编号：饮水 2013-002　　　　　学时：2

一、大纲说明

（一）教学对象

设区的市级、县级卫生监督机构基层复合型卫生监督人才。

（二）教学方式

网络讲座。

（三）考核方式

试题。

二、教学内容与要求

（一）教学目的

通过本课程的教学，使卫生监督员熟悉常见的生活饮用水水处理工艺及其特点。

（二）教学内容

生活饮用水常见水处理工艺，主要介绍饮用水净化、消毒和深度处理工艺。

1. 混凝沉淀　介绍常见的混凝剂和助凝剂、影响混凝效果的因素、混凝设备、沉淀设备、澄清设备。

2. 过滤　介绍过滤的净水机理、滤池工作周期、影响过滤效果的因素、滤池的类型。

3. 消毒　介绍饮水消毒的意义、常见的饮用水消毒剂、氯化消毒、氯胺消毒、二氧化氯消毒、臭氧消毒。

4. 深度处理　介绍活性炭处理、超滤膜处理、反渗透处理等处理。

（三）教学要求

1. 了解　常见的生活饮用水水处理工艺。

2. 熟悉　水处理工艺及其特点。

三、参考资料

《中华人民共和国传染病防治法》

《环境卫生学》

附件 3

生活饮用水相关法律法规　教学大纲

课程编号：饮水 2013-003　　　　学时：2

一、大纲说明

（一）教学对象

设区的市级、县级卫生监督机构基层复合型卫生监督人才。

（二）教学方式

网络讲座。

（三）考核方式

试题。

二、教学内容与要求

（一）教学目的

通过本课程的教学，使卫生监督员了解我国现行的生活饮用水相关法律法规及规定的主要内容，以及生活饮用水卫生监督职责要求。

（二）教学内容

1. 对饮用水卫生工作具有总体指导意义的法律法规，主要介绍《中华人民共和国环境保护法》、《中华人民共和国传染病防治法》、《中华人民共和国水污染防治法》和《中华人民共和国水污染防治法实施细则》中与饮用水卫生相关的条款内容，其中重点介绍《中华人民共和国传染病防治法》的相关内容。

2. 对饮水卫生工作具有直接关系的法律法规，重点介绍《生活饮用水卫生监督管理办法》，包括总则、卫生管理、卫生监督和罚则内容。

3. 原卫生部（国家卫生和计划生育委员会）出台的相关规范性文件和解释。

4. 生活饮用水卫生监督职责，主要介绍基层卫生监督机构在饮用水卫生监督管理中的主要职责、基层卫生监督员在饮用水卫生监督管理中的主要职责。

（三）教学要求

1. 了解　《中华人民共和国环境保护法》、《中华人民共和国水污染防治法》和《中华人民共和国水污染防治法实施细则》中涉及饮用水卫生管理的相关条款。

2. 熟悉　原卫生部（国家卫生和计划生育委员会）出台的相关规范性文件和解释。

3. 掌握。

（1）《中华人民共和国传染病防治法》中涉及饮用水卫生管理的相关条款。

（2）《生活饮用水卫生监督管理办法》内容。

（3）基层卫生监督机构在饮用水卫生监督管理中的主要职责。

（4）基层卫生监督员在饮用水卫生监督管理中的主要职责。

三、参考资料

《中华人民共和国环境保护法》

《中华人民共和国传染病防治法》

《中华人民共和国水污染防治法》

《中华人民共和国水污染防治法实施细则》

《生活饮用水卫生监督管理办法》

原卫生部（国家卫生和计划生育委员会）出台的相关规范性文件和解释

附件 4

生活饮用水相关卫生标准规范　教学大纲

课程编号：饮水 2013-004　　　　学时：2

一、大纲说明

（一）教学对象

设区的市级、县级卫生监督机构基层复合型卫生监督人才。

（二）教学方式

网络讲座。

（三）考核方式

试题。

二、教学内容与要求

（一）教学目的

通过本课程的教学，使卫生监督员熟悉我国现行的生活饮用水相关标准规范，尤其是《生活饮用水卫生标准》的相关内容。

（二）教学内容

1. 卫生标准　主要介绍《生活饮用水卫生标准》GB5749-2006、《地表水环境质量标准》GB3838-2002、《地下水质量标准》GB/T14848-93 和《二次供水设施卫生规范》GB17051-1997，重点介绍《生活饮用水卫生标准》GB5749-2006，包括标准修订过程、与 WHO、EPA、欧盟等国家地区的标准比较、标准的主要内容，着重介绍浑浊度、色度、COD、pH、菌落总数、总大肠菌群、消毒剂指标等指标的意义。

2. 卫生规范　主要介绍《生活饮用水输配水设备及防护材料卫生安全评价规范》、《生活饮用水化学处理剂卫生安全评价规范》、《生活饮用水水质处理器卫生安全评价规范》和《生活饮用水消毒剂和消毒设备卫生安全评价规范》（试行）的内容。

（三）教学要求

1. 了解。

（1）《地表水环境质量标准》GB3838-2002、《地下水质量标准》GB/T14848-93 相关内容。

（2）《生活饮用水卫生标准》GB5749-2006 修订过程。

（3）《生活饮用水卫生标准》GB5749-2006 与 WHO、EPA、欧盟等国家地区的标准比较。

2. 熟悉。

（1）《生活饮用水输配水设备及防护材料卫生安全评价规范》、《生活饮用水化学处理剂卫生安全评价规范》、《生活饮用水水质处理器卫生安全评价规范》和《生活饮用水消毒剂和消毒设备卫生安全评价规范》（试行）相关内容。

（2）《二次供水设施卫生规范》GB17051-1997 相关内容。

（3）《生活饮用水标准检验法》GB/T5750-2006 相关内容。

3. 掌握 《生活饮用水卫生标准》GB5749-2006 相关内容。

三、参考资料

《生活饮用水卫生标准》GB5749-2006

《地表水环境质量标准》GB3838-2002

《地下水质量标准》GB/T14848-93

《二次供水设施卫生规范》GB17051-1997

《生活饮用水标准检验法》GB/T5750-2006

《生活饮用水输配水设备及防护材料卫生安全评价规范》

《生活饮用水化学处理剂卫生安全评价规范》

《生活饮用水水质处理器卫生安全评价规范》

《生活饮用水消毒剂和消毒设备卫生安全评价规范》（试行）

附件 5

供水单位卫生许可　教学大纲

课程编号：饮水 2013-005　　　　　　学时：1.5

一、大纲说明

（一）教学对象

设区的市级、县级卫生监督机构基层复合型卫生监督人才。

（二）教学方式

网络讲座。

（三）考核方式

试题。

二、教学内容与要求

（一）教学目的

通过本课程的教学，使卫生监督员熟悉供水单位卫生许可的依据、对象、程序、要求以及许可证的管理。

（二）教学内容

1. 供水单位卫生许可依据　主要介绍《中华人民共和国传染病防治法》、《生活饮用水卫生监督管理办法》中对供水单位卫生许可的相关条款。

2. 供水单位卫生许可程序及管理　主要介绍许可对象、申请、受理、审核、发证的程序要求以及相应的文书，许可证变更、延续和注销的要求。

3. 集中式供水单位现场审核要求　主要介绍对集中式供水单位现场审核的相关内容，包括水源选择和卫生防护、生产卫生要求、水质检验和从业人员卫生。

4. 二次供水现场审核要求　主要介绍对二次供水现场审核的相关内容，包括二次供水设计和设施、卫生防护、日常清洗消毒管理、水质检验和从业人员卫生。

5. 供水单位技术审核　主要介绍对供水单位申报材料技术审核的要求。

（三）教学要求

1. 了解　供水单位卫生许可依据。

2. 熟悉。

（1）供水单位卫生许可对象。

（2）供水单位卫生许可程序。

（3）供水单位技术审核要点。

（4）供水单位卫生许可证管理。

3. 掌握。

（1）生活饮用水集中式供水单位现场审核。

（2）生活饮用水二次供水现场审核。

三、参考资料

《中华人民共和国传染病防治法》

《生活饮用水卫生监督管理办法》

《生活饮用水卫生标准》GB5749-2006

《生活饮用水集中式供水单位卫生规范》

《二次供水设施卫生规范》GB17051-1997

附件 6

涉水产品卫生许可　教学大纲

课程编号：饮水 2013-006　　　　　学时：2

一、大纲说明

（一）教学对象

设区的市级、县级卫生监督机构基层复合型卫生监督人才。

（二）教学方式

网络讲座。

（三）考核方式

试题。

二、教学内容与要求

（一）教学目的

通过本课程的教学，使卫生监督员熟悉涉及饮用水卫生安全产品（以下简称涉水产品）卫生许可的依据、对象、程序、要求以及许可证的管理。

（二）教学内容

1. 涉水产品卫生许可依据　主要介绍《生活饮用水卫生监督管理办法》中对涉水产品卫生许可的相关条款。

2. 涉水产品生产能力审核　主要介绍涉水产品生产能力审核程序、要求及相应的文书。

3. 涉水产品技术审核　主要介绍对涉水产品申报材料技术审核的要求。

4. 涉水产品卫生许可程序及管理　主要介绍许可对象、申请、受理、审核、发证的程序要求以及相应的文书，许可批件变更、延续和注销的要求。

5. 涉水产品现场审核要求　主要介绍对涉水产品生产企业现场审核的相关内容，包括选址、涉及与设施、生产过程、原材料和成品贮存、运输和从业人员卫生，以及对产品采封样要求。

（三）教学要求

1. 了解　涉水产品卫生许可依据。

2. 熟悉。

（1）涉水产品卫生许可对象。

（2）涉水产品卫生许可程序。

（3）涉水产品技术审核要点。

（4）涉水产品卫生许可批件管理。

3. 掌握。

（1）涉水产品现场审核。

（2）涉水产品采封样。

三、参考资料

《生活饮用水卫生监督管理办法》

《涉水产品分类目录》

《涉及饮用水卫生安全产品生产企业卫生规范》

附件 7

集中式供水单位卫生监督管理　教学大纲

课程编号：饮水 2013-007　　　　学时：3

一、大纲说明

（一）教学对象

设区的市级、县级卫生监督机构基层复合型卫生监督人才。

（二）教学方式

网络讲座。

（三）考核方式

试题。

二、教学内容与要求

（一）教学目的

通过本课程的教学，使卫生监督员熟悉集中式供水单位卫生监督执法的法律依据、程序，能够掌握对集中式供水单位卫生监督管理要求。

（二）教学内容

1. 集中式供水单位卫生监督依据　主要介绍《中华人民共和国传染病防治法》、《生活饮用水卫生监督管理办法》、《生活饮用水集中式供水单位卫生规范》中对集中式供水单位卫生监督的相关条款。

2. 集中式供水单位卫生监督执法程序　主要介绍对集中式供水单位卫生监督检查的程序和相应的文书。

3. 集中式供水单位卫生监督　主要介绍对集中式供水单位监督检查的相关内容，包括水源选择和卫生防护、生产卫生要求、水质检验和从业人员卫生。

4. 集中式供水单位违法行为处置　主要介绍对集中式供水单位违反法律法规的主要行为及其处置，重点介绍《中华人民共和国传染病防治法》、《生活饮用水卫生监督管理办法》中的相应案由。

（三）教学要求

1. 熟悉。

（1）集中式供水单位卫生监督执法的法律依据。

（2）集中式供水单位卫生监督执法的程序。

2. 掌握。

（1）集中式供水单位卫生监督检查内容。

（2）集中式供水单位处罚案由。

三、参考资料

《中华人民共和国传染病防治法》

《生活饮用水卫生监督管理办法》

《生活饮用水卫生标准》GB5749-2006

《生活饮用水集中式供水单位卫生规范》

附：集中式供水单位卫生监督管理实例，主要以现场实例形式介绍对大型、中型、小型集中式供水单位卫生监督管理的要求。

附件 8

二次供水卫生监督管理　教学大纲

课程编号：饮水 2013-008　　　　学时：2

一、大纲说明

（一）教学对象

设区的市级、县级卫生监督机构基层复合型卫生监督人才。

（二）教学方式

网络讲座。

（三）考核方式

试题。

二、教学内容与要求

（一）教学目的

通过本课程的教学，使卫生监督员熟悉二次供水卫生监督执法的法律依据、程序，能够掌握对二次供水卫生监督管理要求。

（二）教学内容

1. 二次供水卫生监督依据　主要介绍《中华人民共和国传染病防治法》、《生活饮用水卫生监督管理办法》、《二次供水设施卫生规范》GB17051-1997 中对二次供水卫生监督的相关条款。

2. 二次供水卫生监督执法程序　主要介绍对二次供水卫生监督检查的程序和相应的文书。

3. 二次供水卫生监督，主要介绍对二次供水监督检查的相关内容，包括二次供水设施环境和卫生防护、二次供水设施清洗消毒、二次供水设施水质检验和从业人员卫生。

4. 二次供水违法行为处置　主要介绍对二次供水违反法律法规的主要行为及其处置，重点介绍《中华人民共和国传染病防治法》、《生活饮用水卫生监督管理办法》中的相应案由。

（三）教学要求

1. 熟悉。

（1）二次供水卫生监督执法的法律依据。

（2）二次供水卫生监督执法的程序。

2. 掌握。

（1）二次供水卫生监督检查内容。

（2）二次供水处罚案由。

三、参考资料

《中华人民共和国传染病防治法》

《生活饮用水卫生监督管理办法》

《生活饮用水卫生标准》GB5749-2006

《二次供水设施卫生规范》GB17051-1997

附：二次供水卫生监督管理实例，主要以现场实例形式介绍二次供水、变频供水等卫生监督管理的要求。

附件 9

管道分质供水卫生监督管理　教学大纲

课程编号：饮水 2013-009　　　　　学时：2

一、大纲说明

（一）教学对象

设区的市级、县级卫生监督机构基层复合型卫生监督人才。

（二）教学方式

网络讲座。

（三）考核方式

试题。

二、教学内容与要求

（一）教学目的

通过本课程的教学，使卫生监督员熟悉管道分质供水卫生监督执法的法律依据、程序，能够掌握对管道分质供水卫生监督管理要求。

（二）教学内容

1. 管道分质供水卫生监督依据　主要介绍《中华人民共和国传染病防治法》、《生活饮用水卫生监督管理办法》中对管道分质供水卫生监督的相关条款。

2. 管道分质供水卫生监督执法程序　主要介绍对管道分质供水卫生监督检查的程序和相应的文书。

3. 管道分质供水卫生监督　主要介绍对管道分质供水监督检查的相关内容，包括管道分质供水净水机房环境和卫生防护、管道分质供水制水、贮水和输水设备设施卫生许可、管道分质供水设施水质检验和从业人员卫生。

4. 管道分质供水违法行为处置　主要介绍对管道分质供水违反法律法规的主要行为及其处置，重点介绍《中华人民共和国传染病防治法》、《生活饮用水卫生监督管理办法》中的相应案由。

（三）教学要求

1. 熟悉。

（1）管道分质供水卫生监督执法的法律依据。

（2）管道分质供水卫生监督执法的程序。

2. 掌握。

（1）管道分质供水卫生监督检查内容。

（2）管道分质供水处罚案由。

三、参考资料

《中华人民共和国传染病防治法》
《生活饮用水卫生监督管理办法》
《生活饮用水卫生标准》GB5749-2006

附件 10

现制现售水卫生监督管理　教学大纲

课程编号：饮水 2013-010　　　　学时：2

一、大纲说明

（一）教学对象

设区的市级、县级卫生监督机构基层复合型卫生监督人才。

（二）教学方式

网络讲座。

（三）考核方式

试题。

二、教学内容与要求

（一）教学目的

通过本课程的教学，使卫生监督员熟悉现制现售水卫生监督执法的法律依据、程序，能够掌握对现制现售水卫生监督管理要求。

（二）教学内容

1. 现制现售水卫生监督依据　主要介绍《中华人民共和国传染病防治法》、《生活饮用水卫生监督管理办法》中对现制现售水卫生监督的相关条款。

2. 现制现售水卫生监督执法程序　主要介绍对现制现售水卫生监督检查的程序和相应的文书。

3. 现制现售水卫生监督　主要介绍对现制现售水经营单位和现制现售水设备监督检查的相关内容，包括现制现售水设备周围环境和卫生防护、现制现售水设备、水处理材料等卫生许可、现制现售水设备公示、现制现售水水质检验和从业人员卫生。

4. 现制现售水违法行为处置　主要介绍对现制现售水违反法律法规的主要行为及其处置，重点介绍《中华人民共和国传染病防治法》、《生活饮用水卫生监督管理办法》中的相应案由。

（三）教学要求

1. 熟悉。

（1）现制现售水卫生监督执法的法律依据。

（2）现制现售水卫生监督执法的程序。

2. 掌握。

（1）现制现售水卫生监督检查内容。

（2）现制现售水处罚案由。

三、参考资料

《中华人民共和国传染病防治法》

《生活饮用水卫生监督管理办法》

《生活饮用水卫生标准》GB5749-2006

附件 11

涉水产品卫生监督管理　教学大纲

课程编号：饮水 2013-011　　　　　学时：2

一、大纲说明

（一）教学对象

设区的市级、县级卫生监督机构基层复合型卫生监督人才。

（二）教学方式

网络讲座。

（三）考核方式

试题。

二、教学内容与要求

（一）教学目的

通过本课程的教学，使卫生监督员熟悉涉及饮用水卫生安全产品（以下简称涉水产品）卫生监督执法的法律依据、程序，能够掌握对涉水产品生产、经营和使用单位卫生监督管理要求。

（二）教学内容

1. 涉水产品卫生监督依据　主要介绍《中华人民共和国传染病防治法》、《生活饮用水卫生监督管理办法》中对涉水产品卫生监督的相关条款。

2. 涉水产品卫生监督执法程序　主要介绍对涉水产品生产、经营和使用单位卫生监督检查的程序和相应的文书。

3. 涉水产品生产企业卫生监督　主要介绍对涉水产品生产企业及产品监督检查的相关内容，包括涉水产品生产企业选址、涉及与设施、生产过程、原材料和成品贮存、运输和从业人员卫生，以及产品卫生许可情况。

4. 涉水产品监督抽检　主要介绍涉水产品监督抽检的程序、采样要求和结果处置。

5. 涉水产品经营、使用单位卫生监督　主要介绍对涉水产品经营、使用单位及产品监督检查的相关内容，包括涉水产品经营、使用单位索证情况和产品卫生许可情况。

6. 涉水产品违法行为处置　主要介绍对涉水产品生产、经营和使用单位违反法律法规的主要行为及其处置，重点介绍《中华人民共和国传染病防治法》、《生活饮用水卫生监督管理办法》中的相应案由。

（三）教学要求

1. 熟悉。

（1）涉水产品卫生监督执法的法律依据。

（2）涉水产品卫生监督执法的程序。

2. 掌握。

（1）涉水产品生产、经营和使用单位卫生监督检查内容。

（2）涉水产品监督抽检的要求。

（3）涉水产品处罚案由。

三、参考资料

《中华人民共和国传染病防治法》

《生活饮用水卫生监督管理办法》

《生活饮用水卫生标准》GB5749-2006

《涉及饮用水卫生安全产品生产企业卫生规范》

《健康相关产品国家卫生监督抽检规定》

附：涉水产品卫生监督管理实例，主要以实例形式介绍涉水产品生产企业、经营使用单位卫生监督管理的要求。

附件 12

生活饮用水突发污染事件及应急处置　教学大纲

课程编号：饮水 2013-012　　　　学时：2

一、大纲说明

（一）教学对象

设区的市级、县级卫生监督机构基层复合型卫生监督人才。

（二）教学方式

网络讲座。

（三）考核方式

试题。

二、教学内容与要求

（一）教学目的

通过本课程的教学，使卫生监督员了解生活饮用水污染种类、特点和常见的导致生活饮用水污染的原因，熟悉各类供水形式各环节发生的生活饮用水污染事件的调查方法和处置措施。

（二）教学内容

1. 水体污染与自净　主要介绍水体的污染源及其污染物、河流湖泊等各种水体污染的特点、水体污染的自净和污染物的转归。

2. 水污染的危害　主要介绍水体受到生物污染、化学性污染和物理性污染的危害。

（1）生物污染：主要介绍介水传染病和藻类污染。

（2）化学性污染：主要介绍有机污染物，如酚类化合物、苯类化合物、卤代烃类化合物，无机污染物，如砷、氰化物、铬、硝酸盐等对水体的污染。

（3）物理性污染：主要介绍热污染和放射性污染。

3. 水污染的调查　主要介绍水污染的调查方法和内容。

（1）污染源调查：主要介绍如何调查水体中的污染源。

（2）水污染的调查：主要介绍水体（水源）污染、集中式供水单位污染、管网污染、二次供水污染及管道直饮水污染的调查方法。

（3）水污染的监测：主要介绍对地面水，如江河水、湖泊水库水，及地下水污染的监测方法。

4. 水污染的应急处置　主要介绍生活饮用水突发污染事件应急处置程序和要求。

（1）生活饮用水突发污染事件应急处置程序：主要介绍接报后的应急响应程序和现场处置程序。

（2）生活饮用水突发污染事件应急处置报告：主要介绍在应急处置过程中需要书写的报告，包括初次报告、进程报告和终结报告。

5. 洪涝灾害期间饮用水卫生应急措施：主要介绍在洪涝灾害等突发事件期间的生活饮用水应急处置措施。

（三）教学要求

1. 了解。

（1）生活饮用水污染种类和特点。

（2）常见导致饮用水污染的原因。

（3）生活饮用水污染的监测方法。

2. 熟悉　水源、集中式供水、管网、二次供水、管道分质供水等的污染事件的调查方法和处置措施。

3. 掌握。

（1）生活饮用水突发污染事件应急处置程序。

（2）生活饮用水突发污染事件应急处置报告。

三、参考资料

《中华人民共和国传染病防治法》

《生活饮用水卫生监督管理办法》

《环境卫生学》

附：生活饮用水突发污染事件应急处置实例，主要以实例形式介绍各类生活饮用水突发污染事件的特点及处置要求。

附件 13

生活饮用水监督采样　教学大纲

课程编号：饮水 2013-013　　　　　　学时：1

一、大纲说明

（一）教学对象

设区的市级、县级卫生监督机构基层复合型卫生监督人才。

（二）教学方式

网络讲座。

（三）考核方式

试题。

二、教学内容与要求

（一）教学目的

通过本课程的教学，使卫生监督员掌握生活饮用水水样采集和保存方法、水质检验结果的判定。

（二）教学内容

1. 水质检验的任务和意义。主要介绍水质、水质指标的概念，以及水质检验的任务和意义，重点介绍检验项目的选择。

2. 水样的采集、保存。主要介绍水样采集和保存的要求。

（1）水样的采集：主要介绍采样准备、容器选择、采样点选择、采样时间和采样频率、采样量、采样方法以及采样质量控制。

（2）水样的保存：主要介绍水样保存方法、保存条件、采样记录和样品登记、水样的运输。

3. 水样检测结果的判定。主要介绍依据相应的标准对不同的水质进行评价的方法和要求。

（三）教学要求

1. 了解　水质检验的任务和意义。

2. 熟悉　水样采集的质量控制。

3. 掌握。

（1）水样采集与保存方法。

（2）水质检验结果判定。

三、参考资料

《中华人民共和国传染病防治法》

《生活饮用水卫生监督管理办法》

《生活饮用水标准检验方法》GB/T5750-2006

附件 14

生活饮用水现场快速检测和在线监测技术　教学大纲

课程编号：饮水 2013-014　　　　　学时：1

一、大纲说明

（一）教学对象

设区的市级、县级卫生监督机构基层复合型卫生监督人才。

（二）教学方式

网络讲座。

（三）考核方式

试题。

二、教学内容与要求

（一）教学目的

通过本课程的教学，使卫生监督员掌握生活饮用水消毒剂余量、浑浊度、pH、色度等指标的现场快速检测，了解生活饮用水在线监测技术的进展。

（二）教学内容

1. 水质快速检测的意义和方法特点　主要介绍水质快速检测的意义、优点和局限性。

2. 常用水质快速检测仪器　主要介绍浊度仪等常用的水质快速检测仪器。

3. 水质快速检测方法　主要浑浊度等指标的快速检测方法、检测结果判定以及现场快速检测质量控制。

（1）浑浊度现场快速检测。

（2）消毒剂余量（总氯、游离氯）现场快速检测。

（3）pH 现场快速检测。

（4）色度现场快速检测。

（5）检测结果判定和现场快速检测质量控制。

3. 水质在线监测技术进展，主要介绍目前国内外水质在线监测技术的进展和常用的在线监测仪器。

（三）教学要求

1. 了解。

（1）水质现场快速检测的任务和意义。

（2）水质在线监测技术的进展。

（3）常用的水质快速检测仪器和在线监测仪器。

2. 熟悉。

（1）饮用水快速检测的原理和操作方法。

（2）水质现场快速检测的质量控制。

3. 掌握　水质检测结果判定。

三、参考资料

《中华人民共和国传染病防治法》、《生活饮用水卫生监督管理办法》

《生活饮用水标准检验方法》GB/T5750-2006

附件 15

重大活动生活饮用水卫生监督保障　教学大纲

课程编号：饮水 2013-015　　　　　　学时：2

一、大纲说明

（一）教学对象

设区的市级、县级卫生监督机构基层复合型卫生监督人才。

（二）教学方式

网络讲座。

（三）考核方式

试题。

二、教学内容与要求

（一）教学目的

通过本课程的教学，使卫生监督员了解重大活动生活饮用水卫生监督保障法律依据，熟悉工作意义，掌握重大活动准备阶段、移入阶段、保障阶段、总结阶段饮水监督保障的工作内容和要求。

（二）教学内容

1. 重大活动生活饮用水卫生监督保障的意义和相关内容　主要介绍重大活动饮水卫生监督保障概念、执法主体、责任人，主要原则、卫生监督职责、承办单位职责、供水单位（接待单位）职责。

2. 重大活动生活饮用水卫生监督保障的法律依据　主要介绍重大活动饮水卫生监督保障涉及的相关法律、法规、规范和标准等内容。

3. 重大活动生活饮用水卫生监督保障的主要内容　主要介绍对重大活动准备阶段、移入阶段、保障阶段、总结阶段生活饮用水卫生监督保障的主要工作内容和要求。

4. 重大活动生活饮用水卫生监督保障工作的保障措施　主要介绍确保重大活动饮水卫生监督保障工作所需的人员、经费、设备和技术保障。

5. 重大活动生活饮用水卫生监督保障工作中相关单位的主要工作内容　主要介绍重大活动接待（参与）单位、供水单位等与饮水卫生监督保障相关的主要工作内容和要求。

（三）教学要求

1. 了解。

（1）重大活动生活饮用水卫生监督保障的法律依据。

（2）重大活动生活饮用水卫生监督保障的保障措施。

2. 熟悉　重大活动生活饮用水卫生监督保障的意义和相关内容。

3. 掌握。

（1）重大活动生活饮用水卫生监督保障的主要内容。

（2）重大活动生活饮用水卫生监督保障工作中相关单位的主要工作内容。

三、参考资料

《中华人民共和国传染病防治法》

《生活饮用水卫生监督管理办法》

《生活饮用水卫生标准》GB5749-2006

基层复合型卫生监督人才培训课程规划书
（学校卫生监督）

一、学校卫生监督工作概述

学校卫生监督是卫生行政部门依据法律、法规、规章对辖区内学校的卫生工作进行检查指导，督促改进，并对违反相关法律法规规定的单位和个人依法追究其法律责任的卫生行政执法活动。学校卫生监督的主要内容包括对学校教学及生活环境、学校传染病防控、学校生活饮用水、学校内设医疗机构和保健室、学校内公共场所的卫生监督及配合相关部门对学校突发公共卫生事件应急处置工作落实情况的卫生监督。通过学校卫生监督，达到以下目的：一是促使学校履行职责，规范卫生管理行为，消除卫生安全隐患；二是通过对新建、改建、扩建校舍的选址、设计和竣工验收的预防性卫生监督，指导学校创建健康的学习生活环境；三是通过对学校的经常性卫生监督，切实保障学生的身心健康；四是督促学校改善教学条件及设施设备，提高学校卫生工作水平。

学校卫生监督是一项综合性的卫生监督工作，涉及的法律、法规、规章、规范和标准很多，其中1990年发布的《学校卫生工作条例》作为我国学校卫生工作的第一部正式法规，是学校卫生监督工作开展的基本依据。2004年施行的《中华人民共和国传染病防治法》作为一部预防、控制和消除传染病，保障人体健康和公共卫生的法律，也为学校卫生在传染病防治工作方面提供了法律依据和技术指导。2006年修订通过的《中华人民共和国未成年人保护法》在保障未成年人合法权益方面做了更高立法层次上的规定，也为学校卫生法规、规章、规范的制定提供了法律依据。此外，《中华人民共和国执业医师法》、《中华人民共和国突发事件应对法》、《公共场所卫生管理条例》等其他卫生法律、法规、规章、标准也是学校卫生监督法律体系的重要组成部分。

二、基层卫生监督机构学校卫生监督工作职责

设区的市级、县级卫生监督机构学校卫生监督职责：

（一）根据本省（区、市）学校卫生监督工作规划和年度工作计划，结合实际，制订本行政区域内学校卫生监督工作计划，明确重点监督内容并组织落实；组织开展本行政区域内学校卫生监督培训工作。

（二）组织开展本行政区域内学校的教学及生活环境、传染病防控、生活饮用水、内设

医疗机构和保健室、公共场所等卫生监督；配合相关部门开展学校突发公共卫生事件应急处置工作落实情况的卫生监督。

（三）建立本行政区域内学校卫生监督档案，掌握辖区内学校的基本情况及学校卫生工作情况。

（四）组织开展本行政区域内学校卫生违法案件的查处。

（五）负责本行政区域内学校卫生工作监督信息的汇总、核实、分析，及时上报卫生行政部门，并通报同级教育行政部门。

（六）设区的市对区（县）级学校卫生监督工作进行指导、督查和年度考核评估。

（七）根据教育行政部门或学校申请，开展本行政区域学校校舍新建、改建、扩建项目选址、设计及竣工验收的预防性卫生审查工作。

（八）承担卫生行政部门交办的学校卫生监督任务。

在县（区）级卫生监督机构的学校卫生监督工作中，应建立健全卫生监督协管服务工作制度，在乡镇卫生院、社区卫生服务中心配备专（兼）职人员负责有关学校卫生监督协管服务工作。

县（区）卫生监督机构对基层医疗卫生机构开展学校卫生监督协管的指导、培训并参与考核评估。

三、基层学校卫生监督员岗位任务

（一）根据教育行政部门或学校申请，开展学校校舍等新建、改建、扩建项目选址、设计及竣工验收的预防性卫生监督指导工作。

（二）依法对学校内教学及生活环境、传染病防控工作、生活饮用水、学校内设医疗机构和保健室、学校内公共场所开展卫生监督。

（三）进行现场调查和监督记录，依法取证和索取有关资料。

（四）开展教学环境卫生监督现场快速检测、校园内公共场所卫生监督现场快速检测及饮用水卫生监督现场快速检测。

（五）对违反卫生法律、法规的单位和个人依法进行处理。

（六）宣传卫生法规和业务知识，指导、协助有关部门对有关人员进行卫生知识培训。

（七）配合相关部门对学校突发公共卫生事件应急处置工作落实情况的卫生监督。

（八）完成卫生行政部门交办的其他学校卫生监督任务。

（九）学校协管员主要工作任务是协助卫生监督机构定期开展学校卫生巡查，及时发现并报告问题及隐患；指导学校设立宣传栏，协助开展健康教育及相关培训。

四、基层学校卫生监督员所需能力

（一）基层学校卫生监督员必须熟知学校卫生监督工作职责，掌握与本职工作有关的各项国家法律、法规、规章、国家标准、技术规范等相关知识和政策，熟悉学校卫生监督工作内容、工作程序，必须具备学校卫生监督法律文书制作、现场快速检测、对相关人员开展法律法规知识培训的能力和技能。

（二）基层学校卫生监督员应当掌握学校预防性卫生监督、学校经常性卫生监督及学校卫生综合评价的内容、方法、工作程序、结果应用。

（三）基层学校卫生监督员应当熟悉学校突发公共卫生事件应对原则，了解学校传染病、饮用水等突发公共卫生事件监督内容、工作方法。

（四）基层学校卫生监督员应当掌握学校卫生监督信息的采集、整理、汇总、分析、建档等方法，通过全国卫生监督信息报告系统及时、准确上报监督检查相关信息，及时更新学校基本情况信息。

（五）基层学校卫生监督员应当熟悉学校传染病基本知识及防控措施、学生常见病基本知识及防治措施。

五、培养目标

按照《2011-2015 年全国卫生监督员培训规划》的整体要求，结合卫生监督工作和卫生监督队伍建设要求，建立和完善学校卫生监督员培养体系，以提高卫生监督员业务水平和执法能力为重点，以培养基层复合型卫生监督人才、满足基层卫生监督执法需要为目标，使学校卫生监督员普遍掌握本职工作内容，提高监督人员执法工作能力。

学校卫生监督课程的培养目标为：通过本课程的培养和学习，使基层复合型卫生监督人才熟悉、了解和掌握学校卫生监督主要内容、学校卫生标准体系和应用、学校卫生综合评价标准和应用、学校突发公共卫生事件应对等知识，到 2015 年底，完成为市、县级卫生监督机构培养具备多项专业知识、掌握执法办案技能、熟练运用现代信息技术、体现综合性、能较好贯彻执行学校卫生监督执法任务、能为学校卫生监督协管人员提供业务和技术指导的基层复合型卫生监督人才，进一步提高基层一线综合监管执法能力和公共卫生服务保障能力。

六、课程规划

课程序号	课程名称	学时	课程概述	教学大纲	推荐师资及所属单位
学校2013-001	学校卫生监督概述	2	通过本课程的教学，使卫生监督员了解学校卫生监督及学校卫生监督协管工作的概念、目的，熟悉和掌握学校卫生监督对象（含学校分类）、学校卫生监督工作内容、工作程序及主要执法依据	见附件 1	略

续 表

课程序号	课程名称	学时	课程概述	教学大纲	推荐师资及所属单位
学校 2013-002	学校卫生标准	2	通过本课程的教学，使卫生监督员了解卫生标准的概述和相关学校卫生标准的概况，熟悉学校卫生标准的内容、学校卫生标准体系的构成及意义，重点掌握学校卫生标准在卫生监督执法工作中的应用，使卫生监督员进一步明确学校卫生工作的职责、规范学校卫生工作，进一步加强学校卫生工作的监督管理	见附件 2	略
学校 2013-003	学校校舍新建、改建、扩建的预防性卫生监督	2（选修）	通过本课程的教学，使卫生监督员了解学校新、改、扩建预防性卫生监督的基本知识，熟悉学校新、改、扩建预防性卫生监督依据和内容，掌握学校新、改、扩建预防性卫生监督可行性研究、设计、施工和竣工验收等各阶段卫生审查要点、工作方法及要求	见附件 3	略
学校 2013-004	教学环境和生活设施卫生监督	2	通过教学环境和生活设施卫生监督的教学，使卫生监督人员了解学校教学环境和生活设施卫生监督的概况，熟悉课桌椅、黑板、教室采光、教室照明、微小气候、噪声以及学生宿舍、厕所的卫生标准和要求，重点掌握教学环境和生活设施卫生监督的检查内容和检查方法，使基层卫生监督人员能够更好开展学校教学环境和生活设施卫生监督工作	见附件 4	略
学校 2013-005	学校传染病防控和内设医疗机构、保健室卫生监督	2	通过学校传染病防控和内设医疗机构、保健室卫生监督的教学，使卫生监督人员了解学校传染病防控监督的意义和校内医疗保健机构的设立和人员配备要求，熟悉学校内传染病防控监督工作依据，掌握传染病防控、内设医疗机构和保健室等卫生监督的检查内容和检查方法，提高基层卫生监督人员开展学校传染病防控和校内医疗保健机构卫生监督工作的能力	见附件 5	略
学校 2013-006	学校饮用水和公共场所卫生监督	2	通过学校饮用水和公共场所卫生监督的教学，使卫生监督人员了解学校饮用水供应方式和种类，学校公共场所卫生监督的概况。掌握学校的自建设施供水、二次供水、分质供水以及开水 、桶装水的卫生监督依据和内容。学校游泳场馆、公共浴室、图书馆等公共场所卫生监督依据和监督内容	见附件 6	略

续 表

课程序号	课程名称	学时	课程概述	教学大纲	推荐师资及所属单位
学校2013-007	学校卫生综合评价	2	通过本课程的教学，使卫生监督人员了解学校卫生综合评价实施的意义，熟悉学校卫生综合评价的内容，掌握学校卫生综合评价方法、结果判定及在学校卫生监督工作的应用，使基层卫生监督人员能过更好地开展学校卫生监督工作	见附件7	略
学校2013-008	学校突发公共卫生事件应对	2	通过本课程的教学，使卫生监督人员提高学校突发公共卫生事件卫生应急意识，了解学校突发公共卫生事件报告和调查处理过程，熟悉相关法律法规规定，增强基层卫生监督员对学校突发公共卫生事件综合处置能力，重点掌握学校突发公共卫生事件卫生监督应对原则，加强现场卫生应急处置能力	见附件8	略
学校2013-009	学校卫生监督信息管理	2	通过本课程的教学，使卫生监督人员了解卫生监督档案管理的基本要求，熟悉学校卫生监督信息系统的结构及功能，掌握学校卫生监督信息的采集、整理、汇总与分析利用，更好促进学校卫生监督、建档工作向规范化、信息化的方向发展	见附件9	略
学校2013-010	青少年生长发育过程及其影响因素	2（选修）	通过本课程的教学，使卫生监督人员熟悉学校传染病、学生常见病及学生营养学的基础知识，重点掌握学生常见病的防治措施、青少年生长发育规律及影响青少年生长发育的遗传因素、环境因素等	见附件10	略

附件 1

学校卫生监督概述　教学大纲

课程编号：学校 2013-001　　　　学时：2

一、大纲说明

（一）教学对象

设区的市级、县级卫生监督机构基层复合型卫生监督人才。

（二）教学方式

网络讲座。

（三）考核方式

试题。

二、教学内容与要求

（一）教学目的

通过本课程的教学，使卫生监督员了解学校卫生监督及学校卫生监督协管工作的概念、目的，熟悉和掌握学校卫生监督对象、分类、学校卫生监督工作内容、工作程序及主要执法依据。

（二）教学内容

1. 学校卫生监督定义（含学校卫生监督协管）。

2. 学校卫生监督的目的。

3. 学校卫生监督对象（含学校分类）。

4. 学校卫生监督工作内容。

（1）学校教学及生活环境卫生监督。

（2）学校传染病防控及内设医疗机构或保健室卫生监督。

（3）学校生活饮用水卫生监督。

（4）学校内公共场所卫生监督。

5. 学校卫生监督工作程序。

（1）监督检查前准备。

（2）监督检查过程中的要求。

（3）监督情况的处理。

6. 与学校卫生监督相关的法律依据。

（三）教学要求

1. 掌握　学校卫生监督机构及人员职责、工作内容、工作程序及主要执法依据。
2. 熟悉　学校卫生监督对象、分类。
3. 了解　学校卫生监督及学校卫生监督协管工作的概念、目的。

三、主要参考资料

《学校卫生工作条例》
《学校卫生监督工作规范》
《卫生监督员手册——学校卫生监督》
《全国卫生监督机构工作规范》

附件 2

学校卫生标准 教学大纲

课程编号：学校 2013-002　　　　学时：2

一、大纲说明

（一）教学对象

设区的市级、县级卫生监督机构基层复合型卫生监督人才。

（二）教学方式

网络讲座。

（三）考核方式

试题。

二、教学内容与要求

（一）教学目的

通过本课程的教学，使卫生监督员了解卫生标准的概述和相关学校卫生标准的概况，熟悉学校卫生标准的内容、学校卫生标准体系的构成及意义，重点掌握学校卫生标准在卫生监督执法工作中的应用，使卫生监督员进一步明确学校卫生职责、规范学校卫生行为，进一步加强学校卫生监督管理。

（二）教学内容

1. 卫生标准概述和相关学校卫生标准介绍。

（1）标准定义及分类。

（2）卫生标准的制定及管理。

（3）目前已发布的学校卫生标准。

2. 学校卫生标准体系。

（1）学校卫生标准内容。

（2）学校卫生标准体系建立意义。

（3）学校卫生标准应用。

（三）教学要求

1. 掌握　学校卫生标准在日常卫生监督执法工作中的应用。

2. 熟悉　学校卫生标准体系的构成。

3. 了解　卫生标准概念及作用。

三、主要参考资料

《学校卫生工作条例》

《卫生监督员手册——学校卫生监督》

《国家学校体育卫生条件试行基本标准》

GB/T3976-2002 学校课桌椅功能尺寸

GB/T5699-2008 采光测量方法

GB/T 5700-2008 照明测量方法

GB5749-2006 生活饮用水卫生标准

GB7793-2010 中小学校教室采光和照明卫生标准

GB8772-2011 电视教室座位布置范围和照度卫生标准

GB9665-1996 公共浴室卫生标准

GB9667-1996 游泳场所卫生标准

GB/T16134-1995 中小学生健康检查表规范

GB/T17224-1998 中小学校教室采暖温度标准

GB/T17225-1998 中小学校教室换气卫生标准

GB/T18205-2012 学校卫生综合评价

GB/T18883-2002 室内空气质量标准

GB 50099-2011 中小学校设计规范

WS99-1998 黑板安全卫生标准

WS101-1998 中小学生体育锻炼运动负荷的卫生标准规范

WS205-2001 公共场所用品卫生标准

附件 3

学校校舍新建、改建、扩建的预防性卫生监督　教学大纲

课程编号：学校 2013-003　　　　学时：2

一、大纲说明

（一）教学对象

设区的市级、县级卫生监督机构基层复合型卫生监督人才。

（二）教学方式

网络讲座。

（三）考核方式

试题。

二、教学内容与要求

（一）教学目的

通过本课程的教学，使卫生监督员了解学校新、改、扩建预防性卫生监督的基本知识，熟悉学校新、改、扩建预防性卫生监督依据和内容等，掌握学校新、改、扩建预防性卫生监督可行性研究、设计、施工和竣工验收等各阶段卫生审查要点、工作方法及要求。

（二）教学内容

1. 学校新、改、扩建预防性卫生监督概述。

（1）学校新改扩建预防性卫生监督定义。

（2）学校新改扩建预防性卫生监督作用。

（3）学校新改扩建预防性卫生监督依据。

（4）学校新改扩建预防性卫生监督内容。

2. 学校新改扩建预防性卫生监督工作程序及审查要求。

（1）可行性研究阶段的卫生审查要求。

（2）设计阶段的卫生审查要求。

（3）施工阶段的卫生审查要求。

（4）竣工验收阶段的卫生审查要求。

（三）教学要求

1. 掌握　学校新改扩建预防性卫生监督可行性研究、设计、施工和竣工验收等各阶段卫生审查要点、工作方法及要求。

2. 熟悉　学校新改扩建预防性卫生监督依据和内容等。

3. 了解　学校新改扩建预防性卫生监督的定义、作用及建筑设计基本知识。

三、主要参考资料

《中华人民共和国行政许可法》
《学校卫生工作条例》
《学校卫生监督工作规范》
《卫生监督员手册——学校卫生监督》
《全国卫生监督机构工作规范》
《国家学校体育卫生条件试行基本标准》
《农村寄宿制学校生活卫生设施建设与管理规范》
GB/T50001-2010 建筑制图标准
GB/T18741-2002 盲学校建筑设计卫生标准
GB/T3976-2002 学校课桌椅功能尺寸
GB/T5699-2008 采光测量方法
GB/T 5700-2008 照明测量方法
GB7793-2010 中小学校教室采光和照明卫生标准
GB8772-2011 电视教室座位布置范围和照度卫生标准
GB/T18205-2012 学校卫生综合评价
GB 50099-2011 中小学校设计规范
GB28231-2011 书写板安全卫生要求
WS99-1998 黑板安全卫生标准
JGJ76-2003 特殊教育学校建筑设计规范

附件4

学校教学环境和生活设施卫生监督　教学大纲

课程编号：学校 2013-004　　　　学时：2

一、大纲说明

（一）教学对象

设区的市级、县级卫生监督机构基层复合型卫生监督人才。

（二）教学方式

网络讲座。

（三）考核方式

试题。

二、教学内容与要求

（一）教学目的

通过教学环境和生活设施卫生监督的教学，使卫生监督人员了解学校教学环境和生活设施卫生监督的概况，熟悉课桌椅、黑板、教室采光、教室照明、微小气候、噪声以及学生宿舍、厕所的卫生标准和要求，重点掌握教学环境和生活设施卫生监督的检查内容和检查方法，使基层卫生监督人员能够更好开展学校教学环境和生活设施卫生监督工作。

（二）教学内容

1. 课桌椅、黑板、教室采光、教室照明、微小气候、噪声的内容和标准。

（1）课桌椅的型号、排列等要求。

（2）黑板尺寸、质量、与地面垂直距离要求。

（3）教室朝向、采光系数、窗地面积比要求。

（4）课桌面照度、教室黑板照度、教室灯具排列要求。

（5）教室通风换气、二氧化碳浓度、冬季采暖期室温国家标准要求。

（6）教室布局和外环境对教室形成噪声要求。

2. 学生宿舍、学生厕所卫生标准和要求。

（1）学生宿舍的布置、人均面积、通风等要求。

（2）厕所设置、无害化卫生厕所等要求。

（三）教学要求

1. 掌握　教学及生活环境卫生监督的检查内容和检查方法。

2. 熟悉　学校相关法律法规及规章，学校卫生监督工作职责范围、监督检查对象、工作程序及工作要求等。

3. 了解　学校教学及生活环境卫生监督的概况。

三、主要参考资料

《学校卫生监督工作规范》

《卫生监督员手册——学校卫生监督》

《全国卫生监督机构工作规范》

《学校卫生工作条例》

《国家学校体育卫生条件试行基本标准》

其他与学校卫生监督相关的各类法律、法规、规章、规范、标准等。

附件 5

学校传染病防控和内设医疗机构、保健室卫生监督　教学大纲

课程编号：学校 2013-005　　　　　学时：2

一、大纲说明

（一）教学对象

设区的市级、县级卫生监督机构基层复合型卫生监督人才。

（二）教学方式

网络讲座。

（三）考核方式

试题。

二、教学内容与要求

（一）教学目的

通过本课程的教学，使卫生监督人员了解学校传染病防控监督的意义和校内医疗保健机构的设立和人员配备要求，熟悉学校内传染病防控监督工作依据，掌握传染病防控、内设医疗机构和保健室等卫生监督的检查内容和检查方法，提高基层卫生监督人员开展学校传染病防控和校内医疗保健机构卫生监督工作的能力。

（二）教学内容

1. 学校传染病防控的卫生监督。

（1）学校传染病防控监督的意义：介绍学生人群特征、常见传染病种类及危害。

（2）开展学校传染病防控监督的主要依据：对法律法规中，规定各部门在传染病防控工作中的职责和传染病防控监督工作要求的相关条款进行梳理和讲解。

（3）学校传染病防控监督的主要内容和检查方法：①学校传染病防控组织管理，学校传染病防控管理组织、人员；应制定的各项传染病防控相关工作制度；②应查阅的相关记录资料，各项记录的项目和登记要求（配可供参考的格式图片）；晨检、因病缺勤登记、病因追踪、预防接种证查验等工作要求；③学校传染病疫情报告，疫情报告责任人要求；各类疾病报告时限；报告途径；信息登记要求；④学校出现传染病病例后，控制措施落实情况。

（4）学校传染病防控监督检查中常见的主要问题。

2. 学校内设医疗保健机构的卫生监督。

（1）学校内设医疗保健机构的概况：①校医院、卫生室、保健室的定义和区别；②主要承担的职责；③现状和面临的主要困难。

（2）学校内设医疗机构或保健室的监督内容：①机构设置要求及相关依据；②机构、人员资质要求及相关依据；③工作开展情况、要求及相关依据。

（3）学校内设医疗机构或保健室的监督检查方法和常见问题：①校内医疗机构、保健室设置、设施及功能分区（配图片）；②应查阅的文字资料、机构许可证、人员资质证书（配图片）；③疫情报告、消毒隔离、医疗废物处置的监督要点和常见问题。

（4）健康档案管理。

（三）教学要求

1. 掌握　传染病防控、内设医疗机构和保健室等卫生监督的检查内容和检查方法。

2. 熟悉　学校相关法律法规及规章，学校卫生监督工作职责范围、监督检查对象、工作程序及工作要求等。

3. 了解　学校传染病防控卫生监督的意义、校内医疗保健机构的概况。

三、主要参考资料

《学校卫生监督工作规范》

《卫生监督员手册——学校卫生监督》

《全国卫生监督机构工作规范》

《中华人民共和国传染病防治法》

《中华人民共和国执业医师法》

《学校卫生工作条例》

《医疗机构管理条例》

《医疗废物管理条例》

《疫苗流通和预防接种管理条例》

《护士条例》

《医疗机构管理条例实施细则》

《学校和托幼机构传染病疫情报告工作规范（试行）》

《国家学校体育卫生条件试行基本标准》

GB/T28932-2012《中小学校传染病预防控制工作管理规范》

其他与学校卫生监督相关的各类法律、法规、规章、规范、标准等。

附件 6

学校饮用水和公共场所卫生监督　教学大纲

课程编号：学校 2013-006　　　　学时：2

一、大纲说明

（一）教学对象

设区的市级、县级卫生监督机构基层复合型卫生监督人才。

（二）教学方式

网络讲座。

（三）考核方式

试题。

二、教学内容与要求

（一）教学目的

通过学校饮用水和公共场所卫生监督的教学，使卫生监督人员了解学校饮用水供应方式和种类，学校公共场所卫生监督的概况。掌握学校的自建设施供水、二次供水、分质供水、开水 、桶装水的卫生监督依据和内容。学校游泳场馆、公共浴室、图书馆等公共场所卫生监督依据和监督内容。

（二）教学内容

1. 学校饮用水卫生监督。

（1）自建设施供水监督依据和监督内容。

（2）二次供水监督依据和监督内容。

（3）分质供水监督依据和监督内容。

（4）开水监督依据和监督内容。

（5）桶装水监督依据和监督内容。

2. 学校公共场所卫生监督。

（1）游泳场馆监督依据和监督内容。

（2）公共浴室监督依据和监督内容。

（3）图书馆监督依据和监督内容。

（三）教学要求

1. 掌握　学校饮用水、公共场所卫生监督的检查内容和检查方法。

2. 熟悉　学校相关法律法规及规章，学校卫生监督工作职责范围、监督检查对象、工作程序及工作要求等。

3. 了解 学校饮用水、公共场所卫生监督的概况。

三、主要参考资料

《学校卫生监督工作规范》

《卫生监督员手册——学校卫生监督》

《全国卫生监督机构工作规范》

《中华人民共和国传染病防治法》

《中华人民共和国执业医师法》

《学校卫生工作条例》

《医疗机构管理条例》

《医疗废物管理条例》

《疫苗流通和预防接种管理条例》

《护士条例》

《医疗机构管理条例实施细则》

《学校和托幼机构传染病疫情报告工作规范（试行）》

《国家学校体育卫生条件试行基本标准》

GB/T28932-2012《中小学校传染病预防控制工作管理规范》

其他与学校卫生监督相关的各类法律、法规、规章、规范、标准等。

附件 7

学校卫生综合评价　教学大纲

课程编号：学校 2013-007　　　　学时：2

一、大纲说明

（一）教学对象

设区的市级、县级卫生监督机构基层复合型卫生监督人才。

（二）教学方式

网络讲座。

（三）考核方式

试题。

二、教学内容与要求

（一）教学目的

通过本课程的教学，使卫生监督人员了解学校卫生综合评价实施的意义，熟悉学校卫生综合评价的内容，掌握学校卫生综合评价方法、结果判定及在学校卫生监督工作的应用，使基层卫生监督人员对学校卫生监督工作具有更好的开展。

（二）教学内容

1. 卫生监督指标体系。

（1）评价内容。

（2）评价标准。

（3）评价方法。

（4）结果判定。

（5）结果应用。

2. 学校卫生监测指标体系。

（1）评价内容。

（2）评价标准。

（3）评价方法。

（4）结果判定。

（5）结果应用。

（三）教学要求

1. 掌握　学校卫生综合评价方法、结果判定及评价结果的应用。

2. 熟悉　学校卫生综合评价指标及标准。

3. 了解　学校卫生综合评价内容。

三、主要参考资料

《学校卫生监督工作规范》

《学校卫生综合评价》GB/T18205-2012

附件 8

学校突发公共卫生事件应对　教学大纲

课程编号：学校 2013-008　　　　学时：2

一、大纲说明

（一）教学对象

设区的市级、县级卫生监督机构基层复合型卫生监督人才。

（二）教学方式

网络讲座。

（三）考核方式

试题。

二、教学内容与要求

（一）教学目的

通过本课程的教学，使卫生监督人员提高学校突发公共卫生事件卫生应急意识，了解学校突发公共卫生事件报告和调查处理过程，熟悉相关法律法规规定，增强卫生监督员学校突发公共卫生事件综合处置能力，重点掌握学校突发公共卫生事件卫生监督应对原则，加强现场卫生应急处置能力。

（二）教学内容

1. 学校突发公共卫生事件的概述。

（1）学校突发公共卫生事件定义。

（2）学校突发公共卫生事件参与主体及其职责。

（3）突发公共卫生事件学校主要监测手段和相关法律法规依据。

2. 学校发生突发公共卫生事件处置的一般过程　案例描述并讨论。

3. 学校突发公共卫生事件的卫生监督应对原则。

（1）学校传染病疫情暴发的应对原则。

（2）学校饮用水污染事件的应对原则。

（3）预防接种或预防性服药异常反应的应对原则。

4. 媒体应对　相关法律法规要求，学校突发公共卫生事件应对媒体的经验。

（三）教学要求

1. 掌握　学校突发公共卫生事件卫生监督应对原则。

2. 熟悉　《突发公共卫生事件应急条例》等相关法律法规规定。

3. 了解 了解学校突发公共卫生事件报告和调查处理过程。

三、主要参考资料

《学校卫生监督工作规范》
《卫生监督员手册——学校卫生监督》
《中华人民共和国突发事件应对法》
《突发公共卫生事件应急条例》
《全国卫生应急培训大纲》
《突发急性传染病防控工作培训大纲》
《突发中毒事件卫生应急工作培训大纲》
《国家突发公共卫生事件应急预案》
《突发公共卫生事件与传染病疫情监测报告管理办法》

附件 9

学校卫生监督信息管理　教学大纲

课程编号：学校 2013-009　　　　　学时：2

一、大纲说明

（一）教学对象

设区的市级、县级卫生监督机构基层复合型卫生监督人才。

（二）教学方式

网络讲座。

（三）考核方式

试题。

二、教学内容与要求

（一）教学目的

通过本课程的教学，使卫生监督人员了解卫生监督档案管理的基本要求，熟悉学校卫生监督信息系统的结构及功能，掌握学校卫生监督信息的采集、整理、汇总与分析利用，更好促进学校卫生监督、建档工作向规范化、信息化的方向发展。

（二）教学内容

1. 学校卫生监督档案管理。

（1）概念。

（2）主要依据。

（3）范围与形式。

（4）具体内容。

2. 学校卫生监督信息报告。

（1）学校卫生监督法定报表的内容与释疑。

（2）学校卫生监督监测信息系统的操作方法与逻辑关系。

3. 学校卫生监督信息的应用。

（1）如何利用学校卫生监督工作信息。

（2）如何解读统计报表。

4. 学校卫生监督信息工作进展。

（1）目前学校卫生监督信息工作现状。

（2）今后学校卫生监督信息工作思路。

（三）教学要求

1. 掌握　学校卫生监督信息的采集、整理、汇总与分析利用。
2. 熟悉　学校卫生监督信息系统。
3. 了解　卫生监督档案管理的基本要求。

三、主要参考资料

《学校卫生监督工作规范》
《卫生监督员手册——学校卫生监督》
《卫生监督信息报告系统管理员使用说明书》

附件 10

青少年生长发育过程及其影响因素　教学大纲

课程编号：学校 2013-010　　　　学时：2

一、大纲说明

（一）教学对象

设区的市级、县级卫生监督机构基层复合型卫生监督人才。

（二）教学方式

网络讲座。

（三）考核方式

试题。

二、教学内容与要求

（一）教学目的

通过本课程的教学，使卫生监督人员熟悉学校传染病、学生常见病及学生营养学的基础知识，重点掌握学生常见病的防治措施、青少年生长发育规律及影响青少年生长发育的遗传因素、环境因素等。

（二）教学内容

1. 学校传染病基础知识。
2. 学生常见病基础知识。
3. 学生营养学基础知识。
4. 生长发育规律及影响因素。

（三）教学要求

1. 掌握　学校传染病和学生常见病的防治措施。
2. 熟悉　学校传染病和学生常见病基础知识。
3. 了解　学校传染病、学生常见病种类。

三、主要参考资料

《学校卫生工作条例》
《学校卫生监督工作规范》
《卫生监督员手册——学校卫生监督》
《中华人民共和国传染病防治法》
《传染病学》第七版
《儿童少年卫生学》人民卫生出版社

基层复合型卫生监督人才培训课程规划书
（公共场所卫生监督）

一、公共场所卫生监督工作概述

公共场所卫生监督工作是指公共场所卫生行政执法主体依据《中华人民共和国传染病防治法》、《公共场所卫生管理条例》、《公共场所卫生管理条例实施细则》等相关法律法规，为创造良好的公共场所卫生条件，维护公共场所卫生秩序、预防传染病和保障公众健康，对从事公共场所经营活动的公民、法人及其他组织遵守公共场所卫生管理法律、法规、规章、标准以及其他规范性文件和行政处理决定的情况进行监督和检查的活动。

根据国务院1987年4月1日发布的《公共场所卫生管理条例》、《国务院关于第六批取消和调整行政审批项目的决定》（国发〔2012〕52号）等规定，目前我国依法进行卫生许可的公共场所共7类25种：

1. 宾馆、饭馆、旅店、招待所、车马店、咖啡馆、酒吧、茶座。
2. 公共浴室、理发店、美容店。
3. 影剧院、录像厅（室）、游艺厅（室）、舞厅、音乐厅。
4. 游泳场（馆）。
5. 展览馆、博物馆、美术馆、图书馆。
6. 商场（店）、书店。
7. 候诊室、候车（机、船）室。

根据2011年5月1日实施的《公共场所卫生管理条例实施细则》第二十二条第三款规定，公共场所卫生监督的具体范围由省、自治区、直辖市人民政府卫生行政部门公布。

二、基层卫生监督机构职责

设区的市级、县级卫生监督机构公共场所卫生监督职责。

1. 开展对辖区内新建、改建、扩建的公共场所和设计进行卫生审查并参加竣工验收。
2. 开展辖区内公共场所卫生许可、卫生监督管理、卫生抽检等工作。
3. 对辖区内违反公共场所相关卫生法律法规的公共场所经营者依法进行处理。
4. 开展公共场所相关卫生法律法规和知识宣传、培训和指导。
5. 对辖区内发生的公共场所危害健康事故进行调查处理。

6. 开展对辖区内公共场所重大活动卫生监督。

7. 开展对辖区内公共场所卫生监督信息的收集、核实和上报。

8. 承担上级卫生行政部门或卫生监督机构交办的其他公共场所卫生监督事项。

三、基层卫生监督员岗位任务分析

1. 依法进行公共场所预防性和经常性卫生监督管理，并提供技术指导。

2. 进行公共场所现场检查和监督记录，依法取证和索取有关资料。

3. 进行公共场所现场监督采样，提出检测项目。

4. 对违反公共场所卫生法律法规的公共场所经营者依法进行处理。

5. 对公共场所实施卫生监督量化分级管理，并根据量化评价结果确定卫生信誉度等级和日常监督频次。

6. 参加公共场所危害健康事故进行调查处理。

7. 参加辖区内公共场所重大活动卫生监督。

8. 做好公共场所卫生法律法规和知识宣传、培训和指导。

9. 做好公共场所卫生监督信息的采集、整理、汇总、分析和建档。

10. 执行卫生行政部门、卫生监督管理机构交付的其他公共场所监督任务。

四、所需能力、技能、知识及政策分析

1. 了解国家卫生方针、政策；熟悉公共场所卫生监督工作职责及公共场所卫生相关法律、法规、规章、标准、规范等知识。

2. 熟悉各类公共场所存在的主要卫生风险以及卫生管理要求。

3. 掌握公共场所预防性卫生监督、卫生许可、经常性卫生监督、卫生监测、卫生行政处罚等工作内容、方法、程序和公共场所健康危害事故的处理技能。

五、培养目标

按照《2011-2015年全国卫生监督员培训规划》的整体要求，结合卫生监督工作和卫生监督队伍建设的实际情况，以提高卫生监督员的公共场所卫生监督执法能力为重点，开展各种形式的培训和培养，努力培养和造就一支政治素质优、业务能力强、执法水平高的公共场所卫生监督执法队伍，为促进卫生监督事业的全面发展提供人才保证和智力支持。

公共场所卫生监督课程的培养目标为：通过本课程培养和学习，使基层复合型卫生监督人才熟悉、了解和掌握公共场所卫生监督基本常识、相关法律法规和卫生标准规范、公共场所预防性卫生监督、卫生许可、经常性卫生监督、卫生监测、卫生行政处罚等工作内容、方法、程序和公共场所健康危害事故的处理技能，能够独立开展公共场所卫生监督管

理和现场快速检测、采样等工作，从而创造良好的公共场所卫生条件，维护公共场所卫生秩序、预防传染病和保障公众健康。

六、课程规划

课程序号	课程名称	学时	课程概述	教学大纲	推荐师资及所属单位
公共场所2013-001	公共场所卫生监督概述	2	通过本课程的教学，使卫生监督员了解公共场所基本概念、卫生学特征；熟悉公共场所卫生监督的法律法规和标准规范；掌握公共场所卫生管理、卫生监督基本内容及违法行为的法律责任	见附件 1	略
公共场所2013-002	公共场所卫生监督要点	2	通过本课程的教学，使卫生监督员在熟悉公共场所监督主要内容的基础上，正确掌握公共场所预防性卫生监督、卫生许可、经常性卫生监督等卫生监督技能	见附件 2	略
公共场所2013-003	住宿场所卫生监督要点	2	通过本课程的教学，使卫生监督员熟练运用《公共场所卫生管理条例实施细则》、《住宿业卫生规范》、《旅店业卫生标准》等法规标准和规范开展住宿场所日常卫生监督检查，并给予卫生技术指导，提出改进意见	见附件 3	略
公共场所2013-004	美容美发场所卫生监督要点	2	通过本课程的教学，使卫生监督员熟练运用《公共场所卫生管理条例实施细则》、《美容美发业卫生规范》、《理发店、美容店卫生标准》等法规标准和规范开展美容美发场所日常卫生监督检查，并给予卫生技术指导，提出改进意见	见附件 4	略
公共场所2013-005	沐浴场所卫生监督要点	2	通过本课程的教学，使卫生监督员熟练运用《公共场所卫生管理条例实施细则》、《沐浴业卫生规范》、《公共浴室卫生标准》等法规标准和规范开展沐浴场所日常卫生监督检查，并给予卫生技术指导，提出改进意见	见附件 5	略
公共场所2013-006	游泳场所卫生监督要点	2	通过本课程的教学，使卫生监督员熟练运用《公共场所卫生管理条例实施细则》、《游泳业卫生规范》、《游泳场所卫生标准》等法规标准和规范开展游泳场所日常卫生监督检查，并给予卫生技术指导，提出改进意见	见附件 6	略

续 表

课程序号	课程名称	学时	课程概述	教学大纲	推荐师资及所属单位
公共场所2013-007	其他公共场所卫生监督管理	2	通过本课程的教学，使卫生监督员熟练运用相关法律法规开展文化娱乐场所、图书馆、博物馆、美术馆、展览馆、商场（店）、书店医院候诊室、公共交通等候室、饭馆（餐厅）等场所日常卫生监督检查，并给予卫生技术指导，提出改进意见	见附件7	略
公共场所2013-008	公共场所卫生监测要点	2	通过本课程的教学，使卫生监督员掌握《公共场所卫生检测技术规范》的技术要求，能够按规范要求对公共场所经营者的卫生状况进行监测与评价，进一步提高卫生监督执法的技术含量；能够对公共场所卫生技术服务机构工作开展情况进行考评和日常监督管理	见附件8	略
公共场所2013-009	公共场所常用卫生现场检测仪器使用要点	2	通过本课程的教学，使卫生监督员熟悉常用公共场所现场检测仪器的原理、使用方法和注意事项，能够在现场通过快速检测仪器开展卫生检测，并做出评价	见附件9	略
公共场所2013-010	公共场所健康危害事故处置	2	通过本课程的教学，使卫生监督员熟悉公共场所健康危害事故的定义、分类；掌握公共场所健康危害事故的原则、基本方法及常见公共场所健康危害事故的处理技能	见附件10	略
公共场所2013-011	公共场所卫生行政处罚特点及案例分析	2	通过本课程的教学，使卫生监督员熟悉公共场所卫生行政处罚案由及其适用，掌握公共场所卫生行政处罚的监督技能，正确运用《公共场所卫生管理条例》、《公共场所卫生管理条例实施细则》，对违法行为实施行政处罚	见附件11	略
公共场所2013-012	公共场所常用消毒技术及应用	1	通过本课程的教学，使卫生监督员了解公共场所内公共用品用具、室内空气、物体表面及游泳池水清洗消毒的原理；熟悉公共场所内公共用品用具、室内空气、物体表面及游泳池水清洗的消毒注意事项；掌握公共场所内公共用品用具、室内空气、物体表面及游泳池水清洗的常用清洗消毒方法	见附件12	略
公共场所2013-013	公共场所集中空调通风系统概述	2	通过本课程的教学，使卫生监督员了解集中空调通风系统基本概念和卫生学问题；熟悉集中空调通风系统的分类、集中空调通风系统的运行原理、集中空调通风系统的主要设备与部件及有关的标准规范	见附件13	略

续 表

课程序号	课程名称	学时	课程概述	教学大纲	推荐师资及所属单位
公共场所2013-014	公共场所集中空调通风系统卫生规范及监督要点	2	通过本课程的教学，使卫生监督员熟悉公共场所集中空调通风系统的卫生要求，掌握公共场所集中空调通风系统卫生监督技能	见附件14	略
公共场所2013-015	公共场所集中空调通风系统监测要点和评价	2	通过本课程的教学，使卫生监督员熟悉对公共场所集中空调通风系统监测和评价的要求，正确掌握集中空调通风系统的监测和评价方法	见附件15	略
公共场所2013-016	公共场所禁烟概述	1	通过本课程的教学，使卫生监督员了解我国公共场所禁烟的发展过程及现状，掌握《公共场所卫生管理条例实施细则》中有关公共场所禁烟的内容，推进我国公共场所禁烟工作	见附件16	略
公共场所2013-017	电子监管在公共场所卫生监督的应用	1	通过本课程的教学，使卫生监督员了解电子监管的概念、适用范围及发展模式和方向；熟悉电子监管在空气质量、游泳场馆水质卫生监管中的具体应用	见附件17	略

附件 1

公共场所卫生监督概论　教学大纲

课程编号：公共场所 2013-001　　　　学时：2.0

一、大纲说明

（一）教学对象

设区的市级、县级卫生监督机构基层复合型卫生监督人才。

（二）教学方式

网络讲座。

（三）考核方式

试题。

二、教学内容与要求

（一）教学目的

通过本课程的教学，使公共场所卫生监督员了解公共场所基本概念、卫生学特点，熟悉公共场所卫生监督的法律法规和标准规范，掌握公共场所卫生管理、卫生监督基本内容及违法行为的法律责任。

（二）教学内容

1. 公共场所的概念。

2. 公共场所的卫生学特点　结合公共场所现状，介绍公共场所的卫生学特点，并对可能存在的危害因素进行分析。

3. 公共场所的种类　介绍《公共场所卫生管理条例》及《公共场所卫生管理条例实施细则》中规定的公共场所分类、《国务院关于第六批取消和调整行政审批项目的决定》取消行政审批的公共场所类别及各省根据《公共场所卫生管理条例实施细则》授权制定公共场所监督范围。

4. 公共场所卫生监督法制化进展。

5. 公共场所相关卫生法律法规。

（1）概述公共场所卫生法律法规构成体系。

（2）重点介绍《公共场所卫生管理条例实施细则》。

（3）介绍公共场所相关卫生标准与规范。

（三）教学要求

1. 掌握。

（1）公共场所法定监管种类。

（2）《公共场所卫生管理条例实施细则》相关内容。

2. 熟悉。

（1）公共场所卫生法律法规构成体系；

（2）公共场所相关的卫生法律、法规、规章、卫生标准和规范。

3. 了解。

（1）公共场所的概念和卫生学特点。

（2）公共场所法制化进展。

三、参考资料

《中华人民共和国传染病防治法》

《公共场所卫生管理条例》

《突发公共卫生事件应急条例》

《艾滋病防治条例》

《生活饮用水卫生监督管理办法》

《公共场所卫生管理条例实施细则》

《旅店业卫生标准》GB 9663-1996

《文化娱乐场所卫生标准》GB 9664-1996

《公共浴室卫生标准》GB 9665-1996

《理发店、美容店卫生标准》GB 9666-1996

《游泳场所卫生标准》GB 9667-1996

《图书馆、博物馆、美术馆、展览馆卫生标准》GB 9669-1996

《商场（店）、书店卫生标准》GB 9670-1996

《医院候诊室卫生标准》GB 9671-1996

《公共交通等候室卫生标准》GB 9672-1996

《公共交通工具卫生标准》GB 9673-1996

《饭馆（餐厅）卫生标准》GB 16153-1996

《住宿业卫生规范》

《美容美发卫生规范》

《沐浴卫生规范》

《游泳场所卫生规范》

《公共场所集中空调通风系统卫生规范》WS 394-2012

《公共场所集中空调通风系统卫生学评价规范》WS/T 395-2012

《公共场所集中空调通风系统清洗消毒规范》WS/T 396-2012

附件 2

公共场所卫生监督要点　教学大纲

课程编号：公共场所 2013-002　　　　学时：2.0

一、大纲说明

（一）教学对象

设区的市级、县级卫生监督机构基层复合型卫生监督人才。

（二）教学方式

网络讲座。

（三）考核方式

试题。

二、教学内容与要求

（一）教学目的

通过本课程的教学，使卫生监督员熟悉公共场所监督主要内容的基础上，正确掌握公共场所预防性卫生监督、卫生许可、经常性卫生监督等卫生监督技能。

（二）教学内容

1. 公共场所卫生监督的概念。

2. 公共场所卫生监督主要内容。

3. 预防性卫生监督。

（1）预防性卫生监督的概念。

（2）选址阶段的预防性卫生监督工作。

（3）设计阶段的预防性卫生监督工作：①预防性卫生监督资料受理要求；②预防性卫生监督资料审查的内容；③如何作出预防性卫生监督资料审查的结论。

（4）竣工验收阶段的预防性卫生监督工作：①土建验收工作重点；②竣工验收工作重点；③如何作出竣工验收的结论。

4. 公共场所卫生许可

（1）公共场所许可需要提交的资料。

（2）公共场所许可证发放程序。

①申请；②受理；③审核；④决定。

（3）卫生许可证的管理要求。

5. 公共场所经常性卫生监督。

（1）公共场所经常性卫生监督的概念和目的。

（2）公共场所经常性卫生监督的基本方法：①现场察看；②询问调查；③卫生监测；④现场记录；⑤监督指导。

（3）公共场所经常性卫生监督主要内容：①卫生许可证；②从业人员卫生管理（健康体检、培训、个人卫生）；③卫生管理组织及制度；④卫生管理档案；⑤功能间设置及布局；⑥公共用品用具的清洗、消毒与保洁；⑦公共卫生用品采购与索证；⑧集中空调通风系统管理；⑨生活饮用水卫生管理（二次供水、自备水）；⑩公共场所卫生检测报告；⑪信息公示；⑫禁烟检查。

（三）教学要求

1. 掌握。

（1）公共场所预防性卫生监督工作要点。

（2）公共场所许可证发放程序。

（3）公共场所经常性卫生监督基本方法和工作要点。

2. 熟悉。

（1）公共场所许可工作程序及需要提交的资料。

（2）卫生许可证的管理要求。

3. 了解。

（1）公共场所卫生监督的概念和主要内容。

（2）公共场所预防性、经常性卫生监督的概念。

三、参考资料

《中华人民共和国传染病防治法》

《公共场所卫生管理条例》

《突发公共卫生事件应急条例》

《艾滋病防治条例》

《生活饮用水卫生监督管理办法》

《公共场所卫生管理条例实施细则》

《旅店业卫生标准》GB 9663-1996

《文化娱乐场所卫生标准》GB 9664-1996

《公共浴室卫生标准》GB 9665-1996

《理发店、美容店卫生标准》GB 9666-1996

《游泳场所卫生标准》GB 9667-1996

《图书馆、博物馆、美术馆、展览馆卫生标准》GB 9669-1996

《商场（店）、书店卫生标准》GB 9670-1996

《医院候诊室卫生标准》GB 9671-1996

《公共交通等候室卫生标准》GB 9672-1996

《公共交通工具卫生标准》GB 9673-1996

《饭馆（餐厅）卫生标准》GB 16153-1996

《住宿业卫生规范》

《美容美发卫生规范》

《沐浴卫生规范》

《游泳场所卫生规范》

《公共场所集中空调通风系统卫生规范》WS 394-2012

《公共场所集中空调通风系统卫生学评价规范》WS/T 395-2012

《公共场所集中空调通风系统清洗消毒规范》WS/T 396-2012

附件 3

住宿场所卫生监督管理　教学大纲

课程编号：公共场所 2013-003　　　　　　学时：2.0

一、大纲说明

（一）教学对象

设区的市级、县级卫生监督机构基层复合型卫生监督人才。

（二）教学方式

网络讲座。

（三）考核方式

试题。

二、教学内容与要求

（一）教学目的

通过本课程的教学，使卫生监督员熟练运用《公共场所卫生管理条例实施细则》、《住宿业卫生规范》、《旅店业卫生标准》等法规标准和规范开展住宿场所日常卫生监督检查，并给予卫生技术指导，提出改进意见。

（二）教学内容

1. 住宿场所的概念及适用范围。

2. 住宿场所主要卫生风险。

（1）住宿场所的卫生学特点。

（2）住宿场所的主要卫生风险：①室内空气污染；②卧具及其它公共用品用具污染；③ 二次供水的污染；④集中空调通风系统污染等；⑤老鼠、蚊子及其他病媒生物的危害。

3. 住宿场所卫生监督依据。

4. 住宿场所的卫生要求。

（1）选址要求。

（2）设置及布局要求。

（3）客房卫生要求。

（6）清洗消毒间卫生要求。

（7）储藏间卫生要求。

（8）工作车卫生要求。

（9）洗衣房卫生要求。

（10）公共浴室和公共卫生间要求。

（11）通风设施卫生要求。

（12）二次供水设施卫生要求。

（13）其他要求。

5. 住宿场所的卫生操作要求。

（1）公共用品用具的采购、清洗、消毒和储藏。

（2）客房服务卫生。

（3）棉织品清洗消毒。

6. 住宿场所的卫生监督与管理。

（1）卫生管理组织和制度要求。

（2）证照管理要求。

（3）卫生管理档案要求。

（4）从业人员的卫生要求。

（5）场所卫生检测要求。

（6）卫生信息公示要求。

（7）禁烟管理。

（8）艾滋病防治的相关要求。

（三）教学要求

1. 掌握。

（1）住宿场所的卫生要求。

（2）住宿场所的卫生操作要求。

（3）住宿场所的卫生监督和管理。

2. 熟悉，住宿场所的卫生监督依据 。

3. 了解。

（1）住宿场所的概念及适用范围。

（2）住宿场所卫生学特点和主要卫生风险。

三、参考资料

《公共场所卫生管理条例》

《艾滋病防治条例》

《公共场所卫生管理条例实施细则》

《旅店业卫生标准》GB 9663-1996

《住宿业卫生规范》

《人防工程平时使用环境卫生标准》GB/T 17216-1998

附件 4

美容美发场所卫生监督管理　教学大纲

课程编号：公共场所 2013-004　　　　　学时：2.0

一、大纲说明

（一）教学对象

设区的市级、县级卫生监督机构基层复合型卫生监督人才。

（二）教学方式

网络讲座。

（三）考核方式

试题。

二、教学内容与要求

（一）教学目的

通过本课程的教学，使卫生监督员熟练运用《公共场所卫生管理条例实施细则》、《美容美发场所卫生规范》、《理发店、美容店卫生标准》等法规标准和规范开展美发美容场所日常卫生监督检查，并给予卫生技术指导，提出改进意见。

（二）教学内容

1. 美容美发场所的概念及适用范围。

2. 美容美发场所的主要卫生风险。

（1）理发、美容场所的卫生学特点。

（2）美容美发场所主要卫生风险：①室内空气卫生质量（氨）；②理发刀剪及其他公共用品用具污染。

3. 美容美发场所卫生监督依据。

4. 美容美发场所的卫生要求。

（1）选址要求。

（2）设置及布局要求。

（3）理发间（区）、洗发间（区）、烫染发间（区）卫生要求。

（4）清洗消毒专间卫生要求。

（5）其他功能间及设施卫生要求：包括公共卫生间、储藏室、场所通风设施、采光照明设施等的卫生要求。

5. 美容美发场所的卫生操作要求。

（1）公共用品用具的采购、清洗、消毒和储藏。

（2）美容美发操作要求。

6. 美容美发场所的卫生监督和管理。

（1）卫生管理组织和制度要求。

（2）证照管理要求。

（3）卫生管理档案要求。

（4）从业人员的卫生要求。

（5）卫生信息公示要求。

（6）场所卫生检测要求。

（7）禁烟管理。

（三）教学要求。

1. 掌握。

（1）美容美发场所的卫生要求。

（2）美容美发场所的卫生操作要求。

（3）美容美发场所的卫生监督和管理。

2. 熟悉　美容美发场所卫生监督依据 。

3. 了解。

（1）美容美发场所的概念及适用范围。

（2）美容美发场所的卫生学特点和主要卫生风险。

三、参考资料

《公共场所卫生管理条例》

《公共场所卫生管理条例实施细则》

《理发店、美容店卫生标准》GB 9666-1996

《美容美发场所卫生规范》

附件 5

沐浴场所卫生监督管理　教学大纲

课程编号：公共场所 2013-005　　　　学时：2.0

一、大纲说明

（一）教学对象

设区的市级、县级卫生监督机构基层复合型卫生监督人才。

（二）教学方式

网络讲座。

（三）考核方式

试题。

二、教学内容与要求

（一）教学目的

通过本课程的教学，使卫生监督员熟练运用《公共场所卫生管理条例实施细则》、《沐浴场所卫生规范》、《公共浴室卫生标准》等法规标准和规范开展沐浴场所日常卫生监督检查，并给予卫生技术指导，提出改进意见。

（二）教学内容

1. 沐浴场所概念及适用的范围。

2. 沐浴场所的主要卫生风险。

（1）沐浴场所的卫生学特点。

（2）沐浴场所的主要卫生风险：①沐浴用水污染；②室内空气污染；③卧具及其它公共用品用具污染。

3. 沐浴场所卫生监督依据。

4. 沐浴场所的卫生要求。

（1）选址要求。

（2）设置及布局要求。

（3）公共卫生间设施要求。

（4）消毒设施要求。

（5）供水设施。

（6）通风设施。

（7）其他设施。

5. 沐浴场所的卫生操作要求。
（1）公共用品用具的采购、清洗、消毒和储藏。
（2）浴池水净化消毒。
（3）沐浴场所的清洗消毒。
（4）设施设备维护。
6. 沐浴场所的卫生监督和管理。
（1）卫生管理组织和制度要求。
（2）证照管理要求。
（3）卫生管理档案要求。
（4）从业人员的卫生要求。
（5）禁浴要求。
（6）场所卫生检测要求。
（7）卫生信息公示要求。

（三）教学要求

1. 掌握。
（1）沐浴场所（包括公共浴室、温泉浴、足浴等）的卫生要求。
（2）沐浴场所（包括公共浴室、温泉浴、足浴等）的卫生操作要求。
（3）沐浴场所（包括公共浴室、温泉浴、足浴等）的卫生监督和管理。
2. 熟悉　沐浴场所卫生监督依据。
3. 了解。
（1）沐浴场所的概念及适用范围。
（2）沐浴场所的卫生学特点和主要卫生风险。

三、参考资料

《公共场所卫生管理条例》
《公共场所卫生管理条例实施细则》
《公共浴室卫生标准》GB 9665-1996
《沐浴场所卫生规范》

附件 6

游泳场所卫生监督管理　教学大纲

课程编号：公共场所 2013-006　　　　学时：2.0

一、大纲说明

（一）教学对象

设区的市级、县级卫生监督机构基层复合型卫生监督人才。

（二）教学方式

网络讲座。

（三）考核方式

试题。

二、教学内容与要求

（一）教学目的

通过本课程的教学，使卫生监督员熟练运用《公共场所卫生管理条例实施细则》、《游泳场所卫生规范》、《游泳场所卫生标准》等法规标准和规范开展游泳场所日常卫生监督检查，并给予卫生技术指导，提出改进意见。

（二）教学内容

1. 游泳场所的概念及适用范围。

2. 游泳场所的主要卫生风险。

（1）游泳场所的卫生学特点。

（2）游泳场所主要卫生风险：①游泳池水污染；②室内空气卫生质量（氯）。

3. 游泳场所卫生监督依据。

4. 游泳场所的卫生要求。

（1）选址要求。

（2）设置及布局要求。

（3）公共卫生间卫生要求。

（4）通风、照明与水质。

（5）其他要求。

5. 游泳场所的卫生操作要求。

（1）游泳池水净化消毒。

（2）公共用品用具的采购、清洗、消毒和储藏。

（3）游泳场所清洗消毒。

（4）设施设备维护。

6. 游泳场所的卫生监督和管理。

（1）卫生管理组织和制度要求。

（2）证照管理要求。

（3）卫生管理档案要求。

（4）从业人员的卫生要求。

（5）禁泳要求。

（6）场所卫生检测要求。

（7）卫生信息公示要求。

（三）教学要求

1. 掌握。

（1）游泳场所的卫生要求。

（2）游泳场所的卫生操作要求。

（3）游泳场所的卫生监督和管理。

2. 熟悉 游泳场所卫生监督依据。

3. 了解。

（1）游泳场所的概念及适用范围。

（2）游泳场所的卫生学特点和主要卫生风险。

三、参考资料

《公共场所卫生管理条例》

《公共场所卫生管理条例实施细则》

《游泳场所卫生标准》GB 9667-1996

《游泳场所卫生规范》

附件 7

其他公共场所卫生监督管理　教学大纲

课程编号：公共场所 2013-007　　　　学时：2.0

一、大纲说明

（一）教学对象

设区的市级、县级卫生监督机构基层复合型卫生监督人才。

（二）教学方式

网络讲座。

（三）考核方式

试题。

二、教学内容与要求

（一）教学目的

通过本课程的教学，使卫生监督员熟练运用《公共场所卫生管理条例》、《公共场所卫生管理条例实施细则》、《文化娱乐场所卫生标准》（GB 9664-1996）、《图书馆、博物馆、美术馆、展览馆卫生标准》（GB 9669-1996）、《商场（店）、书店卫生标准》（GB 9670-1996）、《医院候诊室卫生标准》（GB 9671-1996）、《公共交通等候室卫生标准》（GB 9672-1996）、《饭馆（餐厅）卫生标准》（GB 16153-1996）开展公共场所日常卫生监督检查，并给予卫生技术指导，提出改进意见。

（二）教学内容

1. 文化娱乐场所。

（1）卫生学特点。

（2）主要卫生风险。

（3）卫生监督依据。

（4）卫生及操作要求。

（5）卫生监督与管理。

2. 图书馆、博物馆、美术馆、展览馆。

（1）卫生学特点。

（2）主要卫生风险。

（3）卫生监督依据。

（4）卫生及操作要求。

（5）卫生监督与管理。

3. 商场（店）、书店。

（1）卫生学特点。

（2）主要卫生风险。

（3）卫生监督依据。

（4）卫生及操作要求。

（5）卫生监督与管理。

4. 医院候诊室。

（1）卫生学特点。

（2）主要卫生风险。

（3）卫生监督依据。

（4）卫生及操作要求。

（5）卫生监督与管理。

5. 公共交通等候室。

（1）卫生学特点。

（2）主要卫生风险。

（3）卫生监督依据。

（4）卫生及操作要求。

（5）卫生监督与管理。

6. 饭馆（餐厅）。

（1）卫生学特点。

（2）主要卫生风险。

（3）卫生监督依据。

（4）卫生及操作要求。

（5）卫生监督与管理。

7. 其他场所。

（三）教学要求

1. 掌握　文化娱乐场所、图书馆、博物馆、美术馆、展览馆、商场（店）、书店医院候诊室、公共交通等候室、饭馆（餐厅）公共场所的卫生及操作要求、卫生监督和管理。

2. 熟悉　文化娱乐场所、图书馆、博物馆、美术馆、展览馆、商场（店）、书店医院候诊室、公共交通等候室、饭馆（餐厅）公共场所的卫生监督依据。

3. 了解　文化娱乐场所、图书馆、博物馆、美术馆、展览馆、商场（店）、书店医院候诊室、公共交通等候室、饭馆（餐厅）等公共场所的卫生学特点、主要卫生风险。

三、参考资料

《公共场所卫生管理条例》
《公共场所卫生管理条例实施细则》
《文化娱乐场所卫生标准》GB 9664-1996
《图书馆、博物馆、美术馆、展览馆卫生标准》GB 9669-1996
《商场（店）、书店卫生标准》GB 9670-1996
《医院候诊室卫生标准》GB 9671-1996
《公共交通等候室卫生标准》GB 9672-1996
《公共交通工具卫生标准》GB 9673-1996
《饭馆（餐厅）卫生标准》GB 16153-1996
《旅店业卫生标准》GB 9663-1996

附件 8

公共场所卫生监测要点　教学大纲

课程编号：公共场所 2013-008　　　　学时：2.0

一、大纲说明

（一）教学对象

设区的市级、县级卫生监督机构基层复合型卫生监督人才。

（二）教学方式

网络讲座。

（三）考核方式

试题。

二、教学内容与要求

（一）教学目的

通过本课程的教学，使卫生监督员掌握《公共场所卫生检测技术规范》（GB/T17220-1998）的技术要求，能够按规范要求对公共场所经营单位的卫生状况进行监测与评价，进一步提高卫生监督执法的技术水平；能够对公共场所卫生技术服务机构工作开展情况进行考评和日常监督管理。

（二）教学内容

1. 公共场所卫生监测的概念和分类。

2. 空气质量卫生监测。

（1）布点原则。

（2）采样（频率、点数等要求）：① 旅店业；② 文化娱乐场所；③ 公共浴室；④ 理发店、美容店；⑤ 游泳馆；⑥ 展览馆、图书馆、美术馆、博物馆；商场、书店；医院候诊室；饭馆（餐厅）；公共交通等候室。

3. 公共用品用具卫生监测。

（1）采样，重点介绍采样方法。

（2）采样数量。

（3）采样部位。

4. 水质监测。

（1）游泳场所水质监测。

（2）公共浴室水质卫生监测。

5. 送检，重点介绍送检要求。

6. 监测项目和检验方法，选择 1～2 类重点公共场所介绍《公共场所卫生标准》和《公共场所卫生标准检验方法》。

7. 现场采样操作的质量控制。

8. 监测数据整理，介绍数据的表达、异常值的取舍、数据归类整理、卫生质量评介等。

9. 公共场所检验、检测与评价报告基本要素。

（三）教学要求

1. 掌握。

（1）空气质量监测中布点原则与各类公共场所采样频率、采样点数与采样高度等要求。

（2）公共用品用具采样方法与采样部位要求及微生物监测中无菌采样要求。

（3）游泳场所、公共浴室水质监测中布点原则与各类公共场所采样要求。

（4）现场采样操作过程中的质量控制要求以及监测后的数据处理和评价要求。

2. 熟悉。

（1）各类公共场所卫生标准与检验方法。

（2）各类公共场所的检测项目。

（3）公共场所检验、检测与评价报告基本要素。

3. 了解　公共场所卫生检测的概念和分类。

三、参考资料

《公共场所卫生检测技术规范》GB 17220-1998

《公共场所卫生标准检验方法》GB 18204-2000

《生活饮用水标准检验方法》GB 5750-2006

《旅店业卫生标准》GB 9663-1996

《文化娱乐场所卫生标准》GB 9664-1996

《公共浴室卫生标准》GB 9665-1996

《理发店、美容店卫生标准》GB 9666-1996

《游泳场所卫生标准》GB 9667-1996

《图书馆、博物馆、美术馆、展览馆卫生标准》GB 9669-1996

《商场（店）、书店卫生标准》GB 9670-1996

《医院候诊室卫生标准》GB 9671-1996

《公共交通等候室卫生标准》GB 9672-1996

《公共交通工具卫生标准》GB 9673-1996

《饭馆（餐厅）卫生标准》GB 16153-1996

《公共场所集中空调通风系统卫生规范》WS 394-2012

附件 9

公共场所常用卫生现场检测仪器使用要点 教学大纲

课程编号：公共场所 2013-009 学时：2.0

一、大纲说明

（一）教学对象

设区的市级、县级卫生监督机构基层复合型卫生监督人才。

（二）教学方式

网络讲座。

（三）考核方式

试题。

二、教学内容与要求

（一）教学目的

通过本课程的教学，使卫生监督员了解公共场所卫生标准检验方法/技术规范要求，熟悉常用公共场所现场检测仪器的原理，能够在现场通过快速检测仪器开展卫生检测，并做出评价。

（二）教学内容

1. 空气质量现场监测。

（1）一氧化碳：① 检验方法，按《公共场所一氧化碳测定方法》（GB/T18204.23-2000），介绍不分光红外线气体分析法；② 适用范围；③ 方法原理；④ 仪器设备；⑤ 测定方法；⑥ 结果计算及表达；⑦ 注意事项。

（2）二氧化碳：① 检验方法，按《公共场所二氧化碳测定方法》（GB/T18204.23-2000），介绍不分光红外线气体分析法；② 适用范围；③ 方法原理；④ 仪器设备；⑤ 测定方法；⑥ 结果计算及表达；⑦ 注意事项。

（3）可吸入颗粒物：① 检验方法，按《公共场所空气中可吸入颗粒物（PM10）测定方法 光散射法》（WS/T 206-2001）；② 适用范围；③ 方法原理；④ 仪器设备；⑤ 测定方法；⑥ 结果计算及表达；⑦ 注意事项。

2. 微小气候现场监测。

（1）空气温度：① 检验方法，《公共场所空气温度测定方法》（GB/T18204.13-2000），主要介绍玻璃液体温度计法、数显温度计法；② 适用范围；③ 监测点确定；④ 方法原理；⑤ 仪器设备；⑥ 测量方法；⑦ 结果计算及表达；⑧ 注意事项。

（2）空气湿度：① 检验方法，按《公共场所湿度测定方法》（GB/T18204.14-2000），主要介绍通风干湿表法，毛发湿度表法，氯化锂湿度计法；② 适用范围；③ 监测点确定；④ 方法原理；⑤ 仪器设备；⑥ 测量方法；⑦ 结果计算及表达；⑧ 注意事项。

（3）风速：① 检验方法，按《公共场所风速测定方法》（GB/T18204.15-2000），主要介绍热球式电风速计法，数字风速表法；② 适用范围；③ 监测点确定；④ 方法原理；⑤ 仪器设备；⑥ 测定方法；⑦ 结果计算及表达；⑧ 注意事项。

3. 水质现场监测。

（1）余氯：① 检验方法，按《生活饮用水标准检验方法》（GB/T5750.11-2006）；② 适用范围；③ 方法原理；④ 仪器设备；⑤ 测定方法；⑥ 结果计算及表达；⑦ 注意事项。

（2）浊度：① 检验方法，按《生活饮用水标准检验方法》（GB/T5750.11-2006）；② 适用范围；③ 方法原理；④ 仪器设备；⑤ 测定方法；⑥ 结果计算及表达；⑦ 注意事项。

4. 照度现场监测。

（1）检验方法，按《公共场所照度测定方法》（GB/T18204.21-2000）。

（2）适用范围。

（3）方法原理。

（4）仪器设备。

（5）监测点设置（布点要求）。

（6）读数方法。

（7）结果计算及表达。

（8）注意事项。

5. 噪声现场监测。

（1）检验方法，按《公共场所噪声测定方法》（GB/T18204.22-2000）。

（2）适用范围。

（3）方法原理。

（4）仪器设备。

（5）监测点设置（布点要求）。

（6）读数方法。

（7）测量时间。

（8）结果计算及表达。

（9）注意事项。

6. 新风量现场监测。

（1）检验方法，按《公共场所新风量测定方法》（GB/T18204.18-2000）。

（2）适用范围。

（3）方法原理，示踪气体浓度衰减法。

（4）仪器设备。
（5）监测点设置（布点要求）。
（6）测定方法。
（7）结果计算及表达。
（8）注意事项。
7. 其他现场监测仪器。

（三）教学要求

1. 掌握。
（1）常用公共场所卫生检测指标的主要测定方法与步骤。
（2）常用公共场所现场检测仪器的质量控制与结果计算及表达。
2. 熟悉。
（1）常用公共场所现场检测仪器的原理。
（2）公共场所卫生标准及公共场所卫生检测技术规范。
3. 了解。
（1）公共场所卫生标准检验方法。
（2）公共场所卫生标准检验方法的适用范围。

三、参考资料

《公共场所卫生标准检验方法》GB 18204-2000
《公共场所空气中可吸入颗粒物（PM10）测定方法 光散射法》WS/T 206-2001
《生活饮用水标准检验方法》GB 5750-2006
《公共场所卫生检测技术规范》GB 17220-1998
《旅店业卫生标准》GB 9663-1996
《文化娱乐场所卫生标准》GB 9664-1996
《公共浴室卫生标准》GB 9665-1996
《理发店、美容店卫生标准》GB 9666-1996
《游泳场所卫生标准》GB 9667-1996
《图书馆、博物馆、美术馆、展览馆卫生标准》GB 9669-1996
《商场（店）、书店卫生标准》GB 9670-1996
《医院候诊室卫生标准》GB 9671-1996
《公共交通等候室卫生标准》GB 9672-1996
《公共交通工具卫生标准》GB 9673-1996
《饭馆（餐厅）卫生标准》GB 16153-1996

附件 10

公共场所健康危害事故处置　教学大纲

课程编号：公共场所 2013-010　　　　　学时：2.0

一、大纲说明

（一）教学对象

设区的市级、县级卫生监督机构基层复合型卫生监督人才。

（二）教学方式

网络讲座。

（三）考核方式

试题。

二、教学内容与要求

（一）教学目的

通过本课程的教学，使卫生监督员熟悉公共场所健康危害事故的定义、分类；掌握公共场所健康危害事故的原则、基本方法及常见公共场所健康危害事故的处理技能。

（二）教学内容

1. 公共场所健康危害事故的定义。

2. 公共场所健康危害事故的分类。

3. 公共场所危害健康事故报告。

（1）报告单位。

（2）报告人。

（3）报告时限和程序。

（4）报告内容。

4. 公共场所健康危害事故的处置。

（1）处置的原则。

（2）处置的基本方法。

（3）常见公共场所健康危害事故的处置：① 室内空气污染（一氧化碳、二氧化碳、氯、氨和呼吸道传染病等）；② 游泳池水、沐浴用水污染；③ 卧具及其它公共用品用具污染；④ 沐浴场所晕厥等应急处置。

（三）教学要求

1. 掌握。

（1）公共场所健康危害事故的原则和基本方法。

（2）常见公共场所健康危害事故的处置。

2. 熟悉　公共场所危害健康事故报告单位、报告人、报告时限和程序和报告内容。

3. 了解　公共场所健康危害事故的定义和分类。

三、参考资料

《公共场所卫生管理条例》

《突发公共卫生事件应急条例》

《艾滋病防治条例》

《公共场所卫生管理条例实施细则》

《旅店业卫生标准》GB 9663-1996

《文化娱乐场所卫生标准》GB 9664-1996

《公共浴室卫生标准》GB 9665-1996

《理发店、美容店卫生标准》GB 9666-1996

《游泳场所卫生标准》GB 9667-1996

《图书馆、博物馆、美术馆、展览馆卫生标准》GB 9669-1996

《商场（店）、书店卫生标准》GB 9670-1996

《医院候诊室卫生标准》GB 9671-1996

《公共交通等候室卫生标准》GB 9672-1996

《公共交通工具卫生标准》GB 9673-1996

《饭馆（餐厅）卫生标准》GB 16153-1996

《住宿业卫生规范》

《沐浴场所卫生规范》

《美容美发场所卫生规范》

《游泳场所卫生规范》

附件 11

公共场所卫生行政处罚特点及案例分析　教学大纲

课程编号：公共场所 2013-011　　　　　　学时：2.0

一、大纲说明

（一）教学对象

设区的市级、县级卫生监督机构基层复合型卫生监督人才。

（二）教学方式

网络讲座。

（三）考核方式

试题。

二、教学内容与要求

（一）教学目的

通过本课程的教学，使卫生监督人员熟悉公共场所卫生行政处罚案由及其适用，掌握公共场所卫生行政处罚的监督技能，正确运用《公共场所卫生管理条例》及其实施细则，对违法行为实施行政处罚。

（二）教学内容

1. 公共场所卫生行政处罚的概念。

2. 公共场所卫生监督主要案由。

（1）公共场所行政处罚：①未取得公共场所卫生许可证擅自营业；②未按照规定对公共场所的空气、微小气候、水质、采光、照明、噪声、顾客用品用具等进行卫生检测；③未按照规定对顾客用品用具进行清洗、消毒、保洁，或者重复使用一次性用品用具；④未按照规定建立卫生管理制度、设立卫生管理部门或者配备专（兼）职卫生管理人员，或者未建立卫生管理档案；⑤未按照规定组织从业人员进行相关卫生法律知识和公共场所卫生知识培训，或者安排未经相关卫生法律知识和公共场所卫生知识培训考核的从业人员上岗；⑥未按照规定设置与其经营规模、项目相适应的清洗、消毒、保洁、盥洗等设施设备和公共卫生间，或者擅自停止使用、拆除上述设施设备，或者挪作他用；⑦未按照规定配备预防控制鼠、蚊、蝇、蟑螂和其他病媒生物的设施设备以及废弃物存放专用设施设备，或者擅自停止使用、拆除预防控制鼠、蚊、蝇、蟑螂和其他病媒生物的设施设备以及废弃物存放专用设施设备；⑧未按照规定索取公共卫生用品检验合格证明和其他相关资料；⑨未按照规定对公共场所新建、改建、扩建项目办理预防性卫生审查手续；⑩公共场所集中空调通风系统未经卫生检测或者评价不合格而投入使用；⑪未按照规定公示公共场所卫生许可证、卫生检测结果和卫生信誉度等级；⑫未按照规定办理公共场所卫生许可证复核手续；⑬安排未获得有效健康合格证明的从业人员从事直接为顾客服务工作；⑭对发生的危害健康事故未立即采取处置措施，导致危害扩大，或者隐瞒、缓报、谎报。

（2）公共场所控烟行政处罚。

（3）集中空调通风系统行政处罚。

3. 典型处罚案例分析。

（三）教学要求

1. 掌握。

（1）公共场所常用案由适用的要点。

（2）公共场所违法案件调查取证的方法。

2. 熟悉。

（1）公共场所行政处罚工作程序及相关文书。

（2）公共场所行政处罚工作的管理要求。

3. 了解。

（1）公共场所卫生行政处罚的概念。

（2）公共场所卫生、控烟、集中空调通风系统行政处罚案由种类。

三、参考资料

《中华人民共和国行政处罚法》

《公共场所卫生管理条例》

《公共场所卫生管理条例实施细则》

《旅店业卫生标准》GB 9663-1996

《文化娱乐场所卫生标准》GB 9664-1996

《公共浴室卫生标准》GB 9665-1996

《理发店、美容店卫生标准》GB 9666-1996

《游泳场所卫生标准》GB 9667-1996

《图书馆、博物馆、美术馆、展览馆卫生标准》GB 9669-1996

《商场（店）、书店卫生标准》GB 9670-1996

《医院候诊室卫生标准》GB 9671-1996

《公共交通等候室卫生标准》GB 9672-1996

《公共交通工具卫生标准》GB 9673-1996

《饭馆（餐厅）卫生标准》GB 16153-1996

《住宿业卫生规范》

《美容美发卫生规范》

《沐浴卫生规范》

《游泳场所卫生规范》

《公共场所集中空调通风系统卫生规范》WS 394-2012

《公共场所集中空调通风系统卫生学评价规范》WS/T 395-2012

《公共场所集中空调通风系统清洗消毒规范》WS/T 396-2012

附件 12

公共场所常用消毒技术　教学大纲

课程编号：公共场所 2013-012　　　　学时：1.0

一、大纲说明

（一）教学对象

设区的市级、县级卫生监督机构基层复合型卫生监督人才。

（二）教学方式

网络讲座。

（三）考核方式

试题。

二、教学内容与要求

（一）教学目的

通过本课程的教学，使卫生监督员了解公共场所内公共用品用具、室内空气、物体表面及游泳池水清洗消毒的原理；熟悉公共场所内公共用品用具、室内空气、物体表面及游泳池水清洗的消毒注意事项；掌握公共场所内公共用品用具、室内空气、物体表面及游泳池水清洗的常用清洗消毒方法。

（二）教学内容

1. 公共场所消毒的概念和目的。

2. 公共用品用具清洗消毒。

（1）常用清洗消毒方法及原理：公用饮具；公用拖鞋；毛巾、床上卧具等棉织品；脸（脚）盆；美发美容工具；修脚工具；供顾客使用的浴盆、洗脸盆、擦背凳及擦背工具等。

（2）清洗消毒注意事项。

3. 游泳池水、浴池水清洗消毒　常用清洗消毒方法及原理。

（1）循环净水和消毒设备及要求。

（2）消毒剂的选择及要求。

（3）清洗消毒注意事项。

4. 室内空气消毒方法。

（1）常用消毒方法及原理。

（2）消毒注意事项。

5. 物体表面清洗消毒。

（1）常用清洗消毒方法及原理。

（2）消毒清洗注意事项。

（三）教学要求

1. 掌握　公共场所内公共用品用具、室内空气、物体表面及游泳池水、浴池水清洗的常用清洗消毒方法。

2. 熟悉　公共场所内公共用品用具、室内空气、物体表面及游泳池水、浴池水清洗的消毒注意事项。

3. 了解。

（1）公共场所消毒的概念和目的。

（2）公共场所内公共用品用具、室内空气、物体表面及游泳池水、浴池水清洗消毒的原理。

三、参考资料

《旅店业卫生标准》GB 9663-1996

《文化娱乐场所卫生标准》GB 9664-1996

《公共浴室卫生标准》GB 9665-1996

《理发店、美容店卫生标准》GB 9666-1996

《游泳场所卫生标准》GB 9667-1996

《图书馆、博物馆、美术馆、展览馆卫生标准》GB 9669-1996

《商场（店）、书店卫生标准》GB 9670-1996

《医院候诊室卫生标准》GB 9671-1996

《公共交通等候室卫生标准》GB 9672-1996

《公共交通工具卫生标准》GB 9673-1996

《饭馆（餐厅）卫生标准》GB 16153-1996

《住宿业卫生规范》

《沐浴场所卫生规范》

《美容美发场所卫生规范》

《游泳场所卫生规范》

附件 13

公共场所集中空调通风系统概述　教学大纲

课程编号：公共场所 2013-013　　　　学时：2.0

一、大纲说明

（一）教学对象

设区的市级、县级卫生监督机构基层复合型卫生监督人才。

（二）教学方式

网络讲座。

（三）考核方式

试题。

二、教学内容与要求

（一）教学目的

通过本课程的教学，使卫生监督员了解集中空调通风系统基本概念和卫生学问题；熟悉集中空调通风系统的分类、集中空调通风系统的运行原理、集中空调通风系统的主要设备与部件、与集中空调通风空调系统有关的标准规范。

（二）教学内容

1. 集中空调通风系统基本概念。
2. 集中空调通风系统卫生学问题。
3. 集中空调通风系统的分类。
4. 集中空调通风系统的运行原理。
5. 集中空调通风系统的主要设备与部件。

（三）教学要求

1. 熟悉　集中空调通风系统的分类、集中空调通风系统的运行原理、集中空调通风系统的主要设备与部件。
2. 了解　集中空调通风系统基本概念和卫生学问题。

三、参考资料

《公共场所集中空调通风系统卫生规范》WS 394-2012
《公共场所集中空调通风系统卫生学评价规范》WS/T 395-2012
《公共场所集中空调通风系统清洗消毒规范》WS/T 396-2012
《空调通风系统运行管理规范》GB50365-2005
《民用建筑供暖通风与空气调节设计规范》GB 50736-2012

附件 14

公共场所集中空调通风系统卫生规范及监督要点　教学大纲

课程编号：公共场所 2013-014　　　　学时：2.0

一、大纲说明

（一）教学对象

设区的市级、县级卫生监督机构基层复合型卫生监督人才。

（二）教学方式

网络讲座。

（三）考核方式

试题。

二、教学内容与要求

（一）教学目的

通过本课程的学习，使卫生监督员熟悉《公共场所集中空调通风系统卫生规范》、《公共场所集中空调通风系统卫生学评价规范》中规定的对公共场所集中空调通风系统的具体卫生要求等，掌握公共场所集中空调通风系统卫生监督技能。

（二）教学内容

1.《公共场所集中空调通风系统卫生规范》（WS 394-2012）。

（1）设计卫生要求：新风量的设计、送风温度的设计、送风湿度的设计、送风风速的设计、噪声的影响、应具备的设施（应急关闭回风和新风的装置等）、宜设置空气净化消毒装置、新风口要求、风口应设置防虫媒装置、冷凝水管道应设置水封、加湿方式、开放式冷却塔要求、风管内表面要求。

（2）卫生质量要求：新风量的要求、冷却水和冷凝水的要求、送风质量要求、风管内表面要求。

（3）卫生管理要求：卫生档案内容、定期开展检查、检测和维护、各部位定期清洗要求、异常情况清洗要求、预防空气传播性疾病的应急预案、空气传播性疾病暴发流行时的运行要求、空气传播性疾病暴发流行时运行维护要求。

（4）卫生检测要求：检测样本量、检验方法、检测结果判定。

2.《公共场所集中空调通风系统卫生学评价规范》（WS/T 395-2012）。

（1）卫生学评价机构：基本要求、人员要求、质量管理体系要求、设备要求。

（2）卫生学评价：评价依据、内容与方法、评价结论和建议。

（3）评价报告。

3.《公共场所集中空调通风系统清洗消毒规范》（WS/T 396-2012）。

（1）清洗技术要求：清洗原则、清洗方法。

（2）消毒技术要求：冷却水消毒、过滤网、过滤器、冷凝水盘消毒、净化器、风口、空气处理机组、表冷器、加热（湿）器消毒、冷凝水消毒。

（3）清洗、消毒效果及安全措施要求：清洗效果要求、消毒效果要求、清洗、消毒效果检验、清洗效果的影像资料。

（4）清洗机构要求：机构的基本要求、人员要求、管理体系要求、实验室要求、专用清洗消毒设备种类。

4. 公共场所集中空调通风系统卫生监督。

（1）《公共场所卫生管理条例实施细则》对集中空调通风系统的具体要求。

（2）公共场所集中空调通风系统卫生监督要点与注意事项。

（3）全国集中空调卫生监督现状。

（三）教学要求

1. 掌握。

（1）公共场所集中空调通风系统设计卫生要求、卫生质量要求和卫生管理要求。

（2）《公共场所卫生管理条例实施细则》对集中空调通风系统的具体要求。

（3）公共场所集中空调通风系统卫生监督要点与注意事项。

2. 熟悉。

（1）公共场所集中空调通风系统卫生检测要求。

（2）公共场所集中空调通风系统清洗消毒技术要求。

（3）公共场所集中空调通风系统卫生学评价要求。

3. 了解。

（1）公共场所集中空调通风系统清洗、消毒效果及安全措施要求。

（2）公共场所集中空调通风系统清洗机构要求、卫生学评价机构要求。

三、参考资料

《公共场所卫生管理条例》

《公共场所卫生管理条例实施细则》

《公共场所集中空调通风系统卫生规范》WS 394-2012

《公共场所集中空调通风系统卫生学评价规范》WS/T 395-2012

《公共场所集中空调通风系统清洗消毒规范》WS/T 396-2012

附件 15

公共场所集中空调通风系统监测要点和评价　教学大纲

课程编号：公共场所 2013-015　　　　　学时：2.0

一、大纲说明

（一）教学对象

设区的市级、县级卫生监督机构基层复合型卫生监督人才。

（二）教学方式

网络讲座。

（三）考核方式

试题。

二、教学内容与要求

（一）教学目的

通过本课程的教学，使卫生监督员熟悉公共场所集中空调通风系统卫生规范（WS394-2012）和公共场所集中空调通风系统卫生学评价规范（WS/T395-2012）对公共场所集中空调通风系统监测的要求，正确掌握集中空调通风系统的监测方法。

（二）教学内容

1. 公共场所集中空调通风系统卫生规范（WS394-2012）。

（1）集中空调系统新风量的概念和标准值

（2）集中空调系统冷却水和冷凝水中嗜肺军团菌的要求。

（3）集中空调系统送风质量的要求：介绍送风中的 PM10、细菌总数、真菌总数、β 溶血性链球菌、嗜肺军团菌的要求。

（4）集中空调系统风管内表面卫生指标：介绍风管内卫生指标表面积尘量、细菌总数、真菌总数的要求。

（5）集中空调系统设计卫生要求对微小气候的规定。

2. 开展集中空调通风系统监测应该配备的仪器设备。

（1）微生物采样设备。

（2）微小气候及新风量的监测仪器。

（3）可吸入颗粒物的监测仪器。

（4）风管采样设备。

3. 开展集中空调通风系统监测前的准备工作。

（1）现场调查，了解被监测单位集中空调的基本情况：调查内容主要为集中空调的设置和布局以及日常管理情况。

（2）监测计划的制定。

（3）监测人员的培训：培训内容可包括：监测目的，计划安排，监测技术的具体指导和要求，记录填写等内容。

（4）监测文书的准备。

（5）监测设备的准备。

4. 监测样本量的确定。

（1）集中空调系统数的确定。

（2）每套集中空调系统内样本量的确定。

（3）冷却水、冷凝水监测样本量的确定。

5. 各项指标的监测方法。

（1）新风量的监测方法：参照 WS394-2012 的附录 A 的内容介绍，重点介绍原理、测点要求、采样方法。

（2）集中空调系统冷却水、冷凝水中嗜肺军团菌采样方法：可参照 WS394-2012 的附录 B 的内容介绍，重点介绍采样方法。

（3）集中空调送风中可吸入颗粒物（PM10）的监测：参照 WS394-2012 的附录 C 的内容介绍，重点介绍原理、测量步骤和结果计算。

（4）集中空调送风中细菌总数、真菌总数、β 溶血性链球菌的采样方法：参照 WS394-2012 的附录 D、E、F 的内容介绍，重点介绍测点要求，采样方法。

（5）集中空调送风中嗜肺军团菌采样方法：参照 WS394-2012 的附录 G 的内容介绍，重点介绍采样仪器和采样方法。

（6）集中空调风管内表面积尘量、微生物的采样方法：参照 WS394-2012 的附录 H、I 的内容介绍，重点介绍采样仪器和采样方法。

6. 结果的判定和检测报告的出具。

（三）教学要求

1. 掌握

（1）系统冷却水和冷凝水中嗜肺军团菌的要求；

（2）监测样本量的确定。

（3）监测点要求、采样方法。

（4）冷却水、冷凝水中嗜肺军团菌采样方法。

（5）集中空调送风中可吸入颗粒物（PM10）的测量步骤。

（6）集中空调送风中细菌总数、真菌总数、β 溶血性链球菌的采样方法。

（7）送风中嗜肺军团菌采样方法。

（8）集中空调风管内表面积尘量、微生物的采样方法。

（9）结果的判定及检测报告的出具。

2. 熟悉。

（1）标准值。

（2）集中空调系统送风质量的要求。

（3）风管内表面卫生指标。

（4）设计卫生要求对微小气候的规定。

（5）开展集中空调通风系统监测前的准备工作。

（6）集中空调送风中可吸入颗粒物（PM10）的结果计算。

3. 了解。

（1）新风量的概念。

（2）开展集中空调通风系统监测应该配备的仪器设备。

（3）新风量的监测原理。

（4）集中空调送风中可吸入颗粒物（PM10）的监测原理。

三、参考资料

《公共场所卫生管理条例》

《公共场所卫生管理条例实施细则》

《公共场所集中空调通风系统卫生规范》WS 394-2012

《公共场所集中空调通风系统卫生学评价规范》WS/T 395-2012

《公共场所集中空调通风系统清洗消毒规范》WS/T 396-2012

附件 16

公共场所禁烟概述　教学大纲

课程编号：公共场所 2013-016　　　　　学时：1.0

一、大纲说明

（一）教学对象

设区的市级、县级卫生监督机构基层复合型卫生监督人才。

（二）教学方式

网络讲座。

（三）考核方式

试题。

二、教学内容与要求

（一）教学目的

通过本课程的教学，使卫生监督员了解我国公共场所禁烟的发展过程及现状，掌握《公共场所卫生管理条例实施细则》中有关公共场所禁烟的内容，推进我国公共场所禁烟工作。

（二）教学内容

1. 禁烟相关要求概述。

（1）我国公共场所禁烟的发展历程。

（2）《烟草控制框架公约》中对公共场所禁烟的规定。

2. 公共场所禁烟卫生监督。

（1）公共场所禁烟卫生监督的目的。

（2）公共场所禁烟卫生监督的依据：①《公共场所卫生管理条例实施细则》中对公共场所禁烟的规定；② 地方立法中对公共场所禁烟的规定。

（3）公共场所禁烟卫生监督的对象。

（4）公共场所禁烟卫生监督检查要点：① 公共场所禁烟卫生监督检查的内容和方法；② 公共场所禁烟卫生宣传工作的内容和方法；③ 公共场所禁烟卫生监督检查调查取证的方法；④ 违法相关规定的法律责任及处理。

（三）教学要求

1. 掌握。

（1）《公共场所卫生管理条例实施细则》中对公共场所禁烟的规定。

（2）违法相关规定的法律责任及处理。

2. 熟悉　公共场所禁烟卫生监督检查的内容、方法及调查取证的方法；公共场所禁烟卫生宣传的内容和方法。

3. 了解。

（1）我国公共场所禁烟的发展历程。

（2）《烟草控制框架公约》中对公共场所禁烟的规定。

（3）公共场所禁烟卫生监督的目的和对象。

（4）地方立法中对公共场所禁烟的规定，如北京、上海、杭州等地。

三、参考资料

《烟草控制框架公约》

《公共场所卫生管理条例》

《公共场所卫生管理条例实施细则》

《北京市公共场所禁止吸烟范围若干规定》

《上海市公共场所控制吸烟条例》

《杭州市公共场所控制吸烟条例》

附件 17

电子监管在公共场所卫生监督的应用　教学大纲

课程编号：公共场所 2013-017　　　　学时：1.0

一、大纲说明

（一）教学对象

设区的市级、县级卫生监督机构基层复合型卫生监督人才。

（二）教学方式

网络讲座。

（三）考核方式

试题。

二、教学内容与要求

（一）教学目的

通过本课程的教学，使卫生监督员熟悉电子监管在空气质量、游泳场馆水质卫生监管中的具体应用；了解电子监管的概念、适用范围及发展模式和方向。

（二）教学内容

1. 电子监管的概念及适用范围。

（1）物联网的概念及应用。

（2）全球信息地理系统的概念及应用。

（3）数据采集及传输协议。

2. 电子监管在空气质量监管中的具体应用。

（1）布点设置。

（2）指标选择。

（3）数据处理及分析。

（4）日常监督及预警。

3. 电子监管在游泳场馆水卫生质量监管中的具体应用。

（1）布点设置。

（2）指标选择。

（3）在线监测和水质处理设备联动模式。

4. 电子监管的发展模式和方向。

（1）政府对公共事业的投入。

（2）被监管单位的主动投入。

（3）电子监管完整体系的建立。

（三）教学要求

1. 熟悉。

（1）电子监管在空气质量监管中的具体应用。

（2）电子监管在游泳场馆水卫生质量监管中的具体应用。

2. 了解。

（1）电子监管的概念及适用范围。

（2）电子监管的发展模式和方向。

三、参考资料

《中国移动在物联网应用领域的探索与实践》-电信技术　2010（1）

《基于 LTE 系统的物联网架构的研究与设计》-计算机应用　2010，30（z1）

《浅谈物联网技术》-科技资讯　2010（2）

《基于 RFID 技术的物联网应用》-硅谷　2010（9）

《物联网安全架构初探》-中国科学院院刊　2010，25（4）

《我国物联网的发展现状与策略》-科技创业月刊　2010，23（5）

《空间信息技术在医学地理研究中的应用》

《地球空间信息球面离散网格—理论、算法及应用》

基层复合型卫生监督人才培训课程规划书（传染病防治卫生监督）

一、传染病防治卫生监督工作概述

传染病防治卫生监督是卫生计生行政部门及其卫生监督机构依据法律、法规、规章对辖区内相关单位的传染病防治工作进行监督检查指导、督促改进，并对违反相关法律法规规定的单位和个人依法追究其法律责任的卫生行政执法活动。传染病防治卫生监督的主要内容包括：传染病疫情报告监督、传染病预防控制监督、消毒隔离监督、医疗废物处置监督、病原微生物实验室生物安全监督、重大传染病疫情突发公共卫生事件应急处置监督、预防接种监督等。

传染病防治卫生监督的目的：一是促使相关单位依法履行传染病防治的相关职责，做好传染病防治的相关工作，保障广大人民群众的身体健康；二是通过对传染病防治的经常性卫生监督，加强对被监管单位监督管理，保障传染病、特别是重大传染病的有效预防和控制以及良好的秩序。

二、基层卫生监督机构传染病防治卫生监督工作职责

基层卫生监督机构传染病防治卫生监督职责如下：

（一）根据本省（区、市）传染病防治卫生监督工作规划和年度工作计划，结合实际，制订本行政区域内传染病防治卫生监督年度工作计划，明确重点监督工作内容；开展本行政区域内传染病防治的卫生监督培训工作。

（二）开展本行政区域内传染病防治的卫生监督。

（三）建立健全本行政区域内医疗卫生机构卫生监督档案，掌握辖区内医疗卫生机构的基本情况及传染病防治工作情况。

（四）查处本行政区域内传染病防治违法案件。

（五）负责本行政区域内传染病防治工作监督信息的汇总、核实、分析，及时上报。

（六）设区的市对下级传染病防治监督工作进行指导、督查和年度考核评估。

（七）承担卫生行政部门交办的传染病防治卫生监督任务。

在县级卫生监督机构的传染病防治监督工作中，应建立健全卫生监督协管服务工作制度，在乡镇卫生院、社区卫生服务中心配备专（兼）职人员负责有关传染病防治卫生监督

协管服务工作。

县级卫生监督机构对基层医疗卫生机构开展传染病防治监督协管的指导、培训并参与考核评估。

三、基层传染病防治卫生监督员岗位任务

（一）依法对医疗卫生机构及有关单位传染病防治工作开展情况进行监督检查。

（二）进行现场调查和监督记录，依法取证和索取有关资料。

（三）开展医疗卫生机构消毒效果监测的现场快速检测。

（四）对违反相关法律、法规的单位和个人依法进行处理。

（五）宣传传染病防治相关法律、法规、标准、规范，对医疗卫生机构进行传染病防治知识进行培训指导。

（六）配合相关部门对传染病疫情突发公共卫生事件应急处置工作落实情况的卫生监督。

（七）完成卫生计生行政部门交办的其他传染病卫生监督任务。

传染病防治卫生监督协管员主要工作任务是协助卫生监督机构定期开展传染病防治的巡查，及时发现并报告问题及隐患；指导医疗卫生机构设立宣传栏，协助开展健康教育及相关培训。

四、基层传染病卫生监督员所需能力、技能、知识及政策

（一）基层传染病防治监督员应当熟悉传染病基本知识及防控措施。

（二）基层传染病防治卫生监督员必须熟知传染病防治卫生监督工作职责，掌握与本职工作有关的各项国家法律、法规、规章、国家标准、技术规范等相关知识和政策，熟悉传染病防治监督工作内容、工作程序，必须具备传染病防治监督法律文书制作、现场快速检测、对相关人员开展法律法规知识培训的能力和技能。

（三）基层传染病防治卫生监督员应当掌握传染病经常性卫生监督的内容、方法。

（四）基层传染病防治卫生监督员应当熟悉重大传染病突发公共卫生事件应对原则，掌握重大传染病突发公共卫生事件监督内容、工作方法。

（五）基层传染病卫生监督员应当掌握传染病防治监督信息的采集、整理、汇总、分析、建档等方法，通过全国卫生监督信息报告系统及时、准确上报监督检查相关信息，及时更新医疗卫生机构基本情况信息。

五、培养目标

结合卫生监督工作和卫生监督队伍建设要求，建立和完善传染病防治卫生监督员培养体系，以提高卫生监督员业务水平和执法能力为重点，以培养基层复合型卫生监督人才、

满足基层卫生监督执法需要为目标，使传染病防治监督员普遍掌握本职工作内容，提高监督人员执法工作能力。

坚持以专为主、一专多能的原则，到2015年底，完成为市、县级卫生监督机构培养不少于30000名具备多项专业知识、掌握执法办案技能、熟练运用现代信息技术、体现综合性、能较好贯彻执行传染病防治卫生监督执法任务、能为传染病卫生监督协管人员提供业务和技术指导的基层复合型卫生监督人才，进一步提高基层一线综合监管执法能力和公共卫生服务保障能力。

六、课程规划

课程序号	课程名称	学时	课程概述	教学大纲	推荐师资及所属单位
传染病2013-001	传染病防治监督概述	2	通过本课程的教学，使广大基层卫生监督员具备传染病防治专业知识、掌握传染病防治卫生监督的主要职责、执法依据、主要内容、监督检查的方法以及违法、违规行为处理的原则，提升基层复合型卫生监督人才依法履行职责，做好传染病防治卫生监督工作执法任务的能力，为卫生监督协管人员提供业务和技术指导	见附件1	略
传染病2013-002	传染病疫情报告监督	1.5	通过本课程的教学，使卫生监督员了解传染病疫情报告的有关基本概念和报告程序，熟悉相关执法依据，掌握传染病疫情报告监督的工作职责、监督检查的内容与方法，以及违法行为的处理，提高传染病疫情报告卫生监督执法能力和水平	见附件2	略
传染病2013-003	传染病预防控制监督	1	通过本课程的教学，使卫生监督员熟悉和了解传染病疫情控制工作的有关基本概念和相关法律法规，掌握传染病疫情控制卫生监督的工作职责、日常监督检查的内容与方法，以及违法行为的处理，进一步提高传染病防治卫生监督水平和执法能力	见附件3	略
传染病2013-004	消毒隔离监督	3	通过本课程的教学，使卫生监督员了解消毒隔离的概念、管理制度、重点科室的布局要求、常见消毒隔离的措施，熟悉医疗卫生机构和为医院提供服务的社会化消毒供应中心消毒隔离监督检查的执法依据，掌握监督检查的内容方法及违法行为的处理，以及提高消毒隔离卫生监督执法的能力和水平	见附件4	略

续 表

课程序号	课程名称	学时	课程概述	教学大纲	推荐师资及所属单位
传染病2013-005	医疗废物处置监督	1.5	通过本课程的教学，使卫生监督员了解医疗废物管理的有关基本概念、熟悉相关执法依据，掌握医疗废物管理的监督工作职责、监督检查的内容与方法，以及违法行为的处理，提高医疗废物管理卫生监督执法能力和水平	见附件5	略
传染病2013-006	病原微生物实验室监督	2	通过本课程的教学，使卫生监督员了解病原微生物实验室生物安全有关基本概念、熟悉相关执法依据、病原微生物实验室生物安全卫生监督职责、监督检查的内容与方法，以及违法行为的处理，提高病原微生物实验室生物安全卫生监督执法能力和水平	见附件6	略
传染病2013-007	重大传染病疫情突发公共卫生事件应急处置监督	1	通过本课程的教学，使卫生监督员了解重大传染病突发公共卫生事件应急处置有关基本概念、熟悉相关执法依据、重大传染病突发公共卫生事件应急处置卫生监督的主要内容、重点环节，掌握监督检查的方法以及违法行为处理等内容，提高重大传染病突发公共卫生事件应急处置卫生监督执法能力和水平	见附件7	略
传染病2013-008	预防接种单位传染病防治卫生监督	1	通过本课程的学习，使卫生监督员了解预防接种单位传染病监督的有关基本概念。熟悉相关执法依据，掌握预防接种单位传染病工作职责、监督检查的内容与方法，以及违法行为的查处	见附件8	略

附件 1

传染病防治监督概述　教学大纲

课程编号：传染病 2013-001　　　　　学时：2

一、大纲说明

（一）教学对象

设区的市级、县级卫生监督机构基层复合型卫生监督人才。

（二）教学方式

网络讲座。

（三）考核方式

试题。

二、教学内容与要求

（一）教学目的

通过本课程的教学，使广大基层卫生监督员具备传染病防治专业知识、掌握传染病防治卫生监督的主要职责、执法依据、主要内容、监督检查的方法以及违法、违规行为处理的原则，提升基层复合型卫生监督人才依法履行职责，做好传染病防治卫生监督工作执法任务的能力，为卫生监督协管人员提供业务和技术指导。

（二）教学内容

1. 传染病防治基础理论。

（1）传染病的概念与流行特征、动态趋势（相关概念、名词、流行病学基础）。

（2）传染病预防控制原则、技术手段和措施。传染病的传播方式，结合传染病流行的三个环节，介绍预防控制原则和方法。

2. 传染病防治监督的概念、目的和意义。

（1）传染病防治监督的基本概念：医疗卫生机构、计划生育技术服务机构、责任疫情报告人、医疗废物、标准预防、危险性物品（消毒隔离）、病原微生物及分类、消毒产品、重大突发传染病疫情。

（2）传染病防治监督目的和意义。

3. 传染病防治监督的工作职责　传染病防治卫生监督的执法依据（法律、法规、部门规章及相关规范性文件、标准）及基本要求（准备工作、现场要求、检查内容）。

4. 传染病防治卫生监督执法依据　传染病防治卫生监督相关法律、行政法规、部门规章、规范性文件及标准。

5. 传染病防治监督检查内容及方法　对医疗卫生机构、采供血机构、计生服务机构、托幼机构、大专院校、病原微生物实验室、公共场所和其他有关单位、用于传染病防治的消毒产品使用单位及重大传染病突发公共卫生事件应急处置等卫生检查内容与方法。

（三）教学要求

1. 掌握传染病防治监督检查内容及方法、并运用传染病防治监督相关法律、法规及政策依据。

2. 熟悉传染病防治监督的基本要求、执法程序、工作职责，传染病预防控制措施。

3. 了解传染病防治监督的概念和目的、传染病防治法律、行政法规、部门规章、规范性文件及标准。

三、参考资料

《中华人民共和国传染病防治法》　2004. 12. 1

《中华人民共和国突发事件应对法》　2007. 11. 1

《中华人民共和国行政处罚法》　1996. 10. 1

《中华人民共和国行政强制法》　2012. 1. 1

《中华人民共和国刑法》　1997. 10. 01

《中华人民共和国刑法修正案（六）》　2006. 6. 29

《突发公共卫生事件应急条例》　2003. 5. 9

《病原微生物实验室生物安全管理条例》　2004. 11. 5

《医疗废物管理条例》　2003. 6. 16

《艾滋病防治条例》　2006. 3. 1

《国内交通卫生检疫条例》　1999. 3. 1

《国务院关于加强食品等产品安全监督管理的特别规定》　2007. 7. 26

《血吸虫病防治条例》　2006. 5. 1

《关于卫生监督体系建设的若干规定》中华人民共和国卫生部令（第 39 号）2004. 12. 9

《传染病防治日常卫生监督工作规范》　卫监督发［2010］82 号

《卫生行政执法涉嫌犯罪案件移送工作参考指南》　2010. 9

附件 2

传染病疫情报告监督　教学大纲

课程编号：传染病 2013-002　　　　学时：1.5

一、大纲说明

（一）教学对象

设区的市级、县级卫生监督机构基层复合型卫生监督人才。

（二）教学方式

网络讲座。

（三）考核方式

试题。

二、教学内容与要求

（一）教学目的

通过本课程的教学，使卫生监督员了解传染病疫情报告的有关基本概念和报告程序，熟悉相关执法依据，掌握传染病疫情报告（包括性病等特殊传染病）的监督工作职责、监督检查的内容与方法，以及违法行为的处理，提高传染病疫情报告卫生监督执法能力和水平。

（二）教学内容

1. 概述（背景、基本概念及职责）。

2. 执法依据［具体细化到法律法规条款项及标准规范的名称，重点讲解《传染病防治法》、《传染病疫情报告管理规范》、《突发公共卫生事件与传染病疫情监测信息报告管理办法》、《国家突发公共卫生事件相关信息报告管理规范（试行）》的相关条款］。

3. 检查内容和方法［现场执法图片（包括重点科室的登记、医院报告卡、CDC 疫情报告系统）、卫生监督手持终端设备图片或现场监督执法场景］。

（1）医疗机构疫情报告的管理组织（培训）、制度建设和疫情的登记、收集、报告等制度执行情况。

（2）疾病预防控制机构对疫情报告的管理组织、制度建设、网络直报传染病疫情信息审核确认；疫情监测、分析、调查与核实；与相关部门传染病疫情信息通报等情况。

（3）采供血机构疫情报告的管理组织、制度建设、HIV 初筛阳性结果的登记、报告情况。

4. 违法行为的处理（典型案例：案由、案情简介、违法行为处理、点评）。

（三）教学要求

1. 掌握传染病疫情报告缓报、瞒报、谎报的监督检查内容与方法。

2. 熟悉法定传染病疫情监测、信息收集、汇总和报告工作。

3. 了解医疗卫生机构传染病疫情报告管理组织、制度、工作流程，以及传染病疫情报告相关部门的工作衔接机制。

三、参考资料

《传染病防治法》 2004. 12. 1

《突发公共卫生事件应急条例》 2003. 5. 9

《结核病防治管理办法》 2013. 3. 24

《艾滋病防治条例》 2006. 3. 1

《性病管理办法》 2013. 1. 1

《血吸虫病防治条例》国务院令第 463 号 2006. 4. 1

《突发公共卫生事件与传染病疫情监测信息报告管理办法》卫生部令第 37 号 2003. 11. 7

关于修改《突发公共卫生事件与传染病疫情监测信息报告管理办法》的通知 卫疾控发［2006］332 号 2006. 8. 22

《传染病疫情报告管理规范》卫办疾控发［2006］92 号 2006. 5. 19

《国家突发公共卫生事件相关信息报告管理规范（试行）》卫办应急发［2005］288 号 2006. 1. 1

《传染病防治监督日常监督工作规范》卫监督发［2010］82 号 2010. 9. 17

《关于将手足口病纳入法定传染病管理的通知》卫发明电［2008］第 30 号 2008. 5. 3

《关于将甲型 H1N1 流感（原称人感染猪流感）纳入〈中华人民共和国传染病防治法〉和〈中华人民共和国国境卫生检疫法〉管理的公告》卫生部公告 2009 年第 8 号 2009. 4. 30

《学校和托幼机构传染病疫情报告工作规范（试行）》卫办疾控发［2006］65 号 2006. 4. 6

《甲型 H1N1 流感诊疗方案》2009 年第三版

《包虫病》GB 17013-1997

《丝虫病》GB 15985-1995

《百日咳诊断标准》GB 15998-1995

《血吸虫病》GB 15977-1995

《疟疾》GB 15989-1995

《鼠疫诊断标准》WS 279-2008

《霍乱诊断标准》WS 289-2008

《传染性非典型肺炎诊断标准》WS 286-2008

《人感染高致病性禽流感诊断标准》WS 284-2008

《艾滋病和艾滋病病毒感染诊断标准》WS 293-2008

《甲型病毒性肝炎诊断标准》WS 298-2008

《乙型病毒性肝炎诊断标准》WS 299-2008

《丙型病毒性肝炎诊断标准》WS 213-2008

《丁型病毒性肝炎诊断标准》WS 300-2008

《戊型病毒性肝炎诊断标准》WS301-2008

《脊髓灰质炎诊断标准》WS 294-2008

《麻疹诊断标准》WS 296-2008

《流行性出血热诊断标准》WS 278-2008

《狂犬病诊断标准》WS 281-2008

《流行性乙型脑炎诊断标准》WS 214-2008

《登革热诊断标准》WS 216-2008

《炭疽诊断标准》WS 283-2008

《细菌性和阿米巴性痢疾诊断标准》WS 287-2008

《肺结核诊断标准》WS 288-2008

《伤寒和副伤寒诊断标准》WS 280-2008

《流行性脑脊髓膜炎诊断标准》WS 295-2008

《白喉诊断标准》WS 275-2007

《新生儿破伤风诊断标准》WS 272-2007

《猩红热诊断标准》WS 282-2008

《布鲁氏菌病诊断标准》WS 269-2008

《淋病诊断标准》WS 268-2007

《梅毒》WS 273-2007

《钩端螺旋体诊断标准》WS 290-2008

《流行性感冒诊断标准》WS 285-2008

《流行性腮腺炎诊断标准》WS 270-2007

《风疹诊断标准》WS 297-2008

《麻风病诊断标准》WS 291-2008

《流行性和地方性斑疹伤寒诊断标准》WS 215-2008

《黑热病诊断标准》WS 258-2006

《感染性腹泻诊断标准》WS271-2007

《急性出血性结膜炎诊断标准》WS 217-2008

附件 3

传染病预防控制监督　教学大纲

课程编号：传染病 2013-003　　　　学时：1

一、大纲说明

（一）教学对象

设区的市级、县级卫生监督机构基层复合型卫生监督人才。

（二）教学方式

网络讲座。

（三）考核方式

试题。

二、教学内容与要求

（一）教学目的

通过本课程的教学，使卫生监督员熟悉和了解传染病疫情控制工作的有关基本概念和相关法律法规，掌握传染病疫情控制卫生监督的工作职责、日常监督检查的内容与方法、以及违法行为的处理，进一步提高传染病防治卫生监督水平和执法能力。

（二）教学内容

1. 概述（背景、基本概念及职责）。

2. 执法依据（具体细化到法律法规条款项及标准规范的名称，重点讲解《传染病防治法》、《医疗机构传染病预检分诊管理办法》、《医疗机构消毒技术规范》、《医院隔离技术规范》的相关条款）。

3. 检查内容和方法［现场执法图片（包括感染性疾病科、发热门诊感染性疾病科门诊图片或现场监督执法场景）］。

（1）医疗机构传染病预防控制工作计划、预检分诊管理制度、应急处理预案等工作制度建设；感染性疾病科、预检分诊点的设置和预检分诊落实情况；为传染病及疑似病人提供诊疗服务情况；消毒隔离措施落实情况。

（2）疾病预防控制机构开展传染病流行病学调查情况、疫情控制措施、传染病监测。

4. 违法行为的处理（典型案例：案由、案情简介、违法行为处理、点评）。

（三）教学要求

1. 熟悉相关人员个人防护、人员培训要求，疫情控制措施。

2. 熟悉医疗机构传染病科或感染性疾病科、发热门诊和肠道门诊设置要求、传染病病人或者疑似病人的诊治、隔离措施和污染物品、场所的消毒、灭菌措施。

3. 了解疾病预防控制机构传染病疫情调查处置技术方案。

4. 了解医疗机构医院传染病防治消毒隔离管理制度、流程和工作规范。

三、参考资料

《传染病防治法》 2004. 12. 1

《突发公共卫生事件应急条例》 2003. 5. 9

《艾滋病防治条例》 2006. 3. 1

《血吸虫病防治条例》国务院令第 463 号 2006. 4. 1

《消毒管理办法》卫生部令第 27 号 2002. 4. 1

《医院感染管理办法》卫生部令第 48 号 2006. 9. 1

《结核病防治管理办法》 1991. 9. 12

《性病管理办法》 2013. 1. 1

《传染性非典型肺炎防治管理办法》卫生部令第 35 号 2003. 5. 12

《医疗机构传染病预检分诊管理办法》卫生部令第 41 号 2005. 2. 28

《传染病病人或疑似传染病病人尸体解剖查验规定》卫生部令第 43 号 2005. 9. 1

《医疗机构传染病预检分诊管理办法》卫生部令第 41 号 2005. 2. 28

《艾滋病及常见机会性感染免、减费药物治疗管理办法（试行）》卫疾控发［2004］107 号 2004. 4. 5

《甲型 H1N1 流感医院感染控制技术指南（2009 年修订版）》卫发明电［2009］124 号 2009. 7. 10

《预防艾滋病母婴传播工作实施方案（修订）》卫办妇社发［2008］74 号 2008. 4. 22

《甲型 H1N1 流感疫源地消毒指南（试行）》卫发明电〔2009〕76 号 2009. 5. 12

《手足口病预防控制指南（2009 版）》卫办疾控发〔2009〕91 号 2009. 6. 4

《关于做好传染性非典型肺炎病人和疑似病人转运工作的通知》卫机发 9 号 2003. 3. 14

《传染性非典型肺炎医院感染控制指导原则（试行）》卫发电［2003］79 号 2003. 5. 4

《医院预防与控制传染性非典型肺炎（SARS）医院感染的技术指南》卫医发［2003］308 号

《全国医院工作制度与人员岗位职责》卫生部 2010. 9. 27

《医疗机构发热门（急）诊设置指导原则（试行）》卫生部办公厅 2003. 5. 20

《关于二级以上综合医院感染性疾病科建设的通知》卫医发［2004］292 号 2004. 9. 3

卫生部办公厅关于印发《二级以上综合医院感染性疾病科工作制度和工作人员职责》

和《感染性疾病病人就诊流程》的通知，卫办医发［2004］166号　2004.10.19

《全国霍乱监测方案（试行）》卫生部　2005.7.26

《卫生部办公厅关于印发〈急性呼吸道发热病人就诊规定〉的通知》卫办发［2004］220号　2004.12.29

《疫源地消毒总则》GB19193-2003

《医院隔离技术规范》WS/T311-2009

《医疗机构消毒技术规范》WS/T367-2012

附件 4

消毒隔离监督　教学大纲

课程编号：传染病 2013-004　　　　　学时：3

一、大纲说明

（一）教学对象

设区的市级、县级卫生监督机构基层复合型卫生监督人才。

（二）教学方式

网络讲座。

（三）考核方式

试题。

二、教学内容与要求

（一）教学目的

通过本课程的教学，使卫生监督员了解消毒隔离的概念、管理制度、重点科室（洁净手术室（部））等的布局要求、常见消毒隔离的措施，熟悉医疗卫生机构和为医院提供服务的社会化消毒供应中心消毒隔离监督检查的执法依据，掌握监督检查的内容方法及违法行为的处理，以及提高消毒隔离卫生监督执法的能力和水平。

（二）教学内容

1. 概述（背景、基本概念及职责）。

2. 执法依据（具体细化到法律法规条款项及标准规范的名称，详细讲解《医疗机构口腔诊疗器械消毒技术操作规范》、《内镜清洗消毒技术操作规范 2004 版》、《血液净化标准操作规程（2010 版）》、《医院消毒供应中心第 1 部分：管理规范》、《医院消毒供应中心第 2 部分：清洗消毒及灭菌技术操作规范》、《医院消毒供应中心第 3 部分：清洗消毒及灭菌效果监测标准》的相关条款）。

3. 检查内容与方法。

（1）医疗卫生机构消毒、隔离监督检查，包括管理制度，常见消毒、隔离措施及消毒灭菌效果监测方法。

（2）医疗机构重点科室的监督检查［口腔科、内镜室、血液净化室、医院消毒供应中心、洁净手术室（部）］。

（3）为医院提供服务的社会化消毒供应中心的监督检查内容与方法。

4. 违法行为的处理（典型案例：案由、案情简介、违法行为处理、点评）。

（三）教学要求

1. 掌握监督检查的内容方法及违法行为的处理。

2. 掌握口腔诊疗器械的清洗消毒、内镜的清洗消毒和血液净化中心（室）、消毒供应中心（室）、洁净手术室（部）等技术规范。

3. 熟悉消毒产品的使用管理要求。

4. 熟悉医疗卫生机构和为医院提供服务的社会化消毒供应中心消毒隔离监督检查的执法依据；

5. 了解医疗卫生机构消毒隔离的概念、组织管理及制度要求；了解常见消毒隔离措施、重点科室的布局要求；各类医疗用品、器械的消毒灭菌方法；医疗机构定期开展消毒与灭菌效果的监测要求。

6. 了解消毒灭菌效果监测的现场快速检测相关知识。

三、主要参考资料

《中华人民共和国传染病防治法》 2004. 12. 1

《传染病卫生监督工作规范》 2010. 9. 17

《消毒管理办法》 2002. 7. 1

《消毒服务机构卫生规范》卫法监法［2002］142 号

《传染病防治日常卫生监督工作规范》 2010. 10. 15

《医院感染管理办法》 2006. 9. 1

《消毒技术规范》 2012. 8. 1

《次氯酸钠类消毒液卫生质量技术规范》卫监督发［2007］265 号

《消毒产品标签说明书管理规范》 2006. 5. 1

《消毒产品卫生安全评价规定》 2010. 1. 1

《内镜清洗消毒技术操作规范》（卫医发〔2004〕100 号）

《血液净化标准操作规程（2010 版）》 2010. 1. 25

《血液透析器复用操作规范》 2005. 8. 11

《医疗机构血液透析室基本标准（试行）》（卫医政发〔2010〕32 号）

《医疗机构口腔诊疗器械消毒技术操作规范》（卫医发［2005］73 号）

《医疗机构血液透析室管理规范》 2010. 3. 23

《医院消毒卫生标准》GB15982-2012

《医院消毒供应中心第 1 部分：管理规范》WS310. 1-2009

《医院消毒供应中心第 3 部分：清洗消毒及灭菌技术操作规范》WS310. 2-2009

《医院消毒供应中心第 3 部分：清洗消毒及灭菌效果监测标准》WS310. 3-2009

《戊二醛类消毒剂卫生标准》GB26372-2010

《一次性使用医疗用品卫生标准》GB 15979-2002

《消毒与灭菌效果的评价方法与标准》GB 15981-1995

《医院隔离技术规范》WS/T311-2009

《医务人员手卫生规范》WS/T313-2009.

《医院感染监测规范》WS/T312-2009

《医院洁净手术部建筑技术规范》GB 50333-2002

《乙醇消毒剂卫生标准》GB 26373-2010

《季铵盐类消毒剂卫生标准》GB 26369-2010

《二氧化氯消毒剂卫生标准》GB 26366-2010

《胍类消毒剂卫生标准》GB 26367-2010

《含碘消毒剂卫生标准》GB 26368-2010

《含溴消毒剂卫生标准》GB 26370-2010

《过氧化物类消毒剂卫生标准》GB 26371-2010

《一次性使用卫生用品卫生标准》GB 15979-2002

《消毒与灭菌效果的评价方法与标准》GB 15981-1995

《次氯酸钠发生器》GB 12176-90

《医疗保健产品灭菌确认和常规控制要求辐射灭菌》GB 18280-2000

《医疗保健产品灭菌生物指示物选择、使用及检验结果判读指南》GB/T 19972-2005

《医疗保健产品灭菌因子的特性及医疗器械灭菌工艺的设定、确定和常规控制的通用要求》GB/T 19974-2005

《大型蒸汽灭菌器技术要求自动控制型》GB 8599-2008

《医疗保健产品灭菌术语》GB/T 19971-2005

《医疗机构水污染物排放标准》GB 18466-2005

《医疗废物转运车技术要求（试行）》GB 19217-2003

附件 5

医疗废物处置监督　教学大纲

课程编号：传染病 2013-005　　　　学时：1.5

一、大纲说明

（一）教学对象

设区的市级、县级卫生监督机构基层复合型卫生监督人才。

（二）教学方式

网络讲座。

（三）考核方式

试题。

二、教学内容与要求

（一）教学目的

通过本课程的教学，使卫生监督员了解医疗废物管理的有关基本概念、熟悉相关执法依据，掌握医疗废物管理的监督工作职责、监督检查的内容与方法，以及违法行为的处理，提高医疗废物管理卫生监督执法能力和水平。

（二）教学内容

1. 概述（背景、概念、职责）。

2. 执法依据（具体细化到法律法规条款项及标准规范的名称，重点讲解《中华人民共和国传染病防治法》、《医疗废物管理条例》、《医疗废物管理行政处罚办法》、《医疗卫生机构医疗废物管理办法》、《传染病防治日常卫生监督工作规范》的相关条款）。

3. 监督检查的内容与方法。

（1）医疗废物管理的组织、制度要求，应急方案。

（2）医疗废物分类（图片）。

（3）医疗废物收集、转运、暂存和处置流程及工作要求（图片）。

（4）工作人员的职业卫生安全防护和培训情况（图片）。

（5）医疗卫生机构医疗废物实行集中处置和自行处置的监督重点。

4. 违法行为的处理（典型案例：案由、案情简介、违法行为处理、点评）。

（三）教学要求

1. 掌握医疗卫生机构医疗废物管理的组织及制度、分类收集、运送交接、暂存或处置的方法和要求，以及从业人员个人防护要求。

2. 熟悉《中华人民共和国传染病防治法》、《医疗废物管理条例》等法律法规及医疗废物突发事件处置监督要点。

3. 了解麻醉、精神、放射性、毒性等药品及其相关废物管理要求。

4. 了解医院污水处理要求及排放标准。

三、参考资料

《中华人民共和国传染病防治法》 2004. 12. 1
《行政强制法》 2012. 1. 1
《医疗机构管理条例》 1994. 9. 1
《医疗废物管理条例》 2003. 6. 16
《麻醉药品和精神药品管理条例》 2005. 11. 1
《医疗废物管理行政处罚办法》 2004. 6. 1
《医疗卫生机构医疗废物管理办法》 2003. 10. 15
《消毒管理办法》 2002. 7. 1
《医院感染管理办法》 2006. 9. 1
《放射性药品管理办法》 1989. 1. 13
《医疗用毒性药品管理办法》 1988. 12. 27
《医疗废物分类目录》卫医发〔2003〕287 号
《关于明确医疗废物分类有关问题的通知》 2005. 12. 28
《医疗机构麻醉药品、第一类精神药品管理规定》卫医发［2005］438 号
《传染病防治日常卫生监督工作规范》卫监督发〔2010〕82 号
《医疗污水处理技术指南》环发［2003］197 号
《医疗废物集中处置技术规范》（试行）环发［2003］206 号
《关于明确医疗废物分类有关问题的通知》卫办医发〔2005〕292 号。
《国家危险废物名录》中华人民共和国环境保护部令 国家发改委第 1 号 2008
《医疗废物转运车技术要求（试行）》GB 19217-2003
《医用放射性废物的卫生防护管理》GBZ133-2009
《医疗机构水污染物排放标准》GB 18466-2005
《医疗废物专用包装物、容器和警示标志标准》HJ 421-2008
卫生行政执法文书规范 2012

附件 6

病原微生物实验室生物安全监督　教学大纲

课程编号：传染病 2013-006　　　　学时：2

一、大纲说明

（一）教学对象

设区的市、县级卫生监督机构基层复合型卫生监督人才

（二）教学方式

网络讲座。

（三）考核方式

试题。

二、教学内容与要求

（一）教学目的

通过本课程的教学，使卫生监督员了解病原微生物实验室生物安全有关基本概念、熟悉相关执法依据、病原微生物实验室生物安全卫生监督职责、监督检查的内容与方法、以及违法行为的处理，提高病原微生物实验室生物安全卫生监督执法能力和水平。

（二）教学内容

1. 概述（背景、基本概念、管理职责）。

2. 监督执法依据（具体细化到法律法规条款项及标准规范的名称、重点讲解《病原微生物实验室生物安全管理条例》、《临床实验室安全准则》、《可感染人类的高致病性病原微生物菌（毒）种或样本运输管理规定》、《实验室生物安全通用要求》的相关条款）。

3. 监督检查内容及方法。

（1）病原微生物实验室的设立与管理。

（2）实验室环境布局、基本设施设备、安全防护（图片）。

（3）菌（毒）种和传染病检测样本的保藏（保管）、运输和管理。

（4）实验室感染控制（重点介绍消毒隔离措施、实验室废物处置、个人防护等）（图片）。

4. 常见违法行为及处理（典型案例：案由、案情简介、违法行为处理、点评）。

（三）教学要求

1. 掌握疾病预防控制机构病原微生物实验室菌（毒）种保藏（保管）、运输、使用、销毁等方法和要求；保藏、使用病原微生物菌（毒）种的安全防护设备要求。

2. 熟悉《中华人民共和国传染病防治法》、《病原微生物实验室生物安全管理条例》、《传染病防治日常卫生监督工作规范》等法律法规、规章、标准、规范；熟悉病原微生物实验生物安全卫生监督职责范围、监督对象、监督程序、监督检查内容和方法。

3. 了解病原微生物生物安全有关概念，病原微生物实验室备案规定、程序及相应标准，实验室生物安全管理制度、生物安全手册、程序文件、标准操作规程的主要内容。了解病原微生物菌（毒）种或样本的采集或运输的批准流程，设置病原微生物菌（毒）种管理组织、菌（毒）种操作规程、安全保卫等管理制度，以及应急预案及工作人员的健康监护。

三、主要参考资料

《中华人民共和国传染病防治法》 2004. 12. 1

《病原微生物实验室生物安全管理条例》 2004. 11. 12

《中华人民共和国刑法修正案》 1997. 3. 14

《突发公共卫生事件应急条例》 2003. 5. 9

《医疗废物管理条例》 2003. 6. 16

《消毒管理办法》 2002. 7. 1

《医院感染管理办法》 2006. 7. 6

《医疗机构临床实验室管理办法》 2006. 6. 1

《人间传染的高致病性病原微生物实验室和实验活动生物安全审批管理办法》 2006. 8. 15

《高致病性病原微生物实验室资格审批工作程序》 2007. 5. 15

《人间传染的病原微生物菌（毒）种保藏机构管理办法》 2009. 7. 16

《传染性非典型肺炎病毒的毒种保存、使用和感染动物模型的暂行管理办法》 2003. 5. 6

《病原微生物实验室生物安全环境管理办法》 2006. 3. 8

《全国艾滋病检测工作管理办法》卫疾控发［2006］218 号 2006. 6. 12

《全国艾滋病检测技术规范（2009 年修订版）》 2009. 9

《人间传染的病原微生物名录》 2006. 1. 11

《可感染人类的高致病性病原微生物菌（毒）种或样本运输管理规定》 2006. 2. 1

《医务人员艾滋病病毒职业暴露防护工作指导原则（试行）》

《实验室生物安全通用要求》GB19489-2008

《生物安全实验室建筑技术规范》GB50346-2004

《人间传染的病原微生物菌（毒）种保藏机构设置技术规范》WS315-2010

《微生物和生物医学实验室生物安全通用准则》WS233-2002

《临床实验室安全准则》WS/T251-2005

《临床实验室废物处理原则》WS/T249-2005

《医护人员手卫生规范》WS/T313-2009

附件 7

重大传染病疫情突发公共卫生事件应急处置监督　教学大纲

课程编号：传染病 2013-007　　　　学时：1

一、大纲说明

（一）教学对象

设区的市、县级卫生监督机构基层复合型卫生监督人才。

（二）教学方式

网络讲座。

（三）考核方式

试题。

二、教学内容与要求

（一）教学目的

通过本课程的教学，使卫生监督员了解重大传染病突发公共卫生事件应急处置有关基本概念、熟悉相关执法依据、重大传染病突发公共卫生事件应急处置卫生监督的主要内容、重点环节，掌握监督检查的方法以及违法行为处理等内容，提高重大传染病突发公共卫生事件应急处置卫生监督执法能力和水平。

（二）教学内容

1. 概述（概念、职责等）。

2. 准备工作及基本要求。

3. 执法依据（具体细化到法律法规条款项及标准规范的名称、重点讲解《突发公共卫生事件应急条例》的相关条款）。

4. 卫生监督检查内容及方法

（1）疫情报告（管理制度、程序、时限等）。

（2）疫情控制（医疗机构、疾病预防控制中心分述）。

（3）消毒隔离措施（呼吸道和不明原因发热传染病、肠道传染病措施、消毒产品）。

（4）医疗废物处置（重点检查重大突发传染病病人和疑似传染病病人医疗废物处置、医院污水处理）。

5. 人群密集单位的重大传染病突发公共卫生事件应急处置（建筑工地等）。

（三）教学要求

1. 掌握重大突发传染病公共卫生事件应急处置监督要点。

2. 熟悉应对重大突发传染病疫情的准备工作、应急处置的基本要求。

3. 了解重大传染病突发公共卫生事件的概述、预防控制措施、卫生计生行政部门发布的其他相关重大传染病规范性文件、国家疾病预防控制机构发布的其他相关重大传染病应急预案。

三、参考资料

《中华人民共和国传染病防治法》 2004. 12. 1

《中华人民共和国执业医师法》 1999. 5. 1

《突发公共卫生事件应急条例》 2003. 5. 9

《公共场所卫生管理条例》 1987. 4. 1

《公共场所卫生管理条例实施细则》 2011. 2. 14

《突发公共卫生事件与传染病疫情监测信息报告管理办法》 2003. 11. 7

《消毒管理办法》 2002. 7. 1

《医院感染管理办法》 2006. 7. 6

《医院隔离技术规范》 2009. 12. 1

《突发公共卫生事件应急预案》2006 版

《疫源地消毒总则》GB 19193-2003

《医院消毒卫生标准》GB 15982-2012

卫生计生行政部门发布的其他相关重大传染病规范性文件

国家疾病预防控制机构发布的其他相关重大传染病应急预案

附件 8

预防接种单位传染病防治监督 教学大纲

课程编号：传染病 2013-008　　　　　　学时：1

一、大纲说明

（一）教学对象

设区的市、县级卫生监督机构基层复合型卫生监督人才

（二）教学方式

网络讲座。

（三）考核方式

试题。

二、教学内容与要求

（一）教学目的

通过本课程的学习，使卫生监督员了解预防接种单位传染病监督的有关基本概念。熟悉相关执法依据，掌握预防接种单位传染病工作职责、监督检查的内容与方法，以及违法行为的查处。

（二）教学内容

1. 概述（概念、职责等）。

2. 执法依据（具体到法律法规的条款项以及标准规范的名称，重点讲解《疫苗流通和预防接种管理条例》、《疫苗储存和运输管理规范》、《预防接种工作规范》等有关条款）。

3. 预防接种单位传染病监督检查的内容与方法　预防接种单位及人员资质，预防接种管理组织和制度；疫苗的冷藏、购进、使用；现场接种的情况，消毒产品使用情况。

4. 违法案件的查处。

（三）教学要求

1. 掌握预防接种单位传染病防治监督的内容和方法。

2. 熟悉预防接种单位现场疫苗的购进、冷藏、使用管理、接种的管理及要求，消毒产品的使用情况。

3. 了解预防接种单位传染病防治监督的概念、组织管理及制度要求。

三、主要参考资料

《中华人民共和国行政处罚法》 1996. 10. 1

《中华人民共和国传染病防治法》 2004. 12. 1

《消毒管理办法》 2002. 7. 1

《消毒产品标签说明书管理规范》 2006. 5. 1

《医疗废物管理条例》 2003. 6. 16

《消毒技术规范》 2012. 8. 1

《疫苗流通和预防接种管理条例》 2005. 6. 1

《疫苗储存和运输管理规范》 2006. 3. 8

《预防接种工作规范》 2005. 9. 20

基层复合型卫生监督人才培训课程规划书
（消毒产品卫生监督）

一、消毒产品卫生监督工作概述

消毒产品卫生监督是卫生行政部门及其卫生监督机构依据法律、法规、规章对辖区内消毒产品的生产、经营、使用单位进行监督检查指导、督促改进，并对违反相关法律法规规定的单位和个人依法追究其法律责任的卫生行政执法活动。消毒产品卫生监督的主要内容包括：消毒产品及生产企业卫生行政许可的监督、消毒产品生产企业的监督、消毒产品经营和使用的监督。消毒产品卫生监督的目的为：促使消毒产品生产企业按照规范要求进行消毒产品生产，保证消毒产品的质量；促使消毒产品经营单位按照要求经营消毒产品，防止假冒伪劣、夸大宣传的产品流入市场；促使消毒产品使用单位按照使用方法使用消毒产品，保证消毒质量。

二、基层卫生监督机构消毒产品卫生监督工作职责

设区的市级、县级卫生监督机构消毒产品卫生监督职责：

（一）根据本省（区、市）消毒产品卫生监督的年度工作计划，结合实际，制订本行政区域内消毒产品卫生监督年度工作计划，明确重点监督内容；组织开展本行政区域内消毒产品卫生监督培训工作。

（二）实施本行政区域内消毒产品卫生监督工作，设区的市级卫生监督机构要对下级履行消毒产品监督职责进行检查；对消毒产品的生产、经营和使用单位进行监督检查，对消毒产品进行抽检。

（三）建立本行政区域内消毒产品生产企业卫生监督档案，掌握辖区内消毒产品生产企业（包括进口消毒产品在华责任单位）的情况。

（四）查处本行政区域内消毒产品违法案件。

（五）负责本行政区域内消毒产品卫生监督信息的汇总、核实、分析，及时上报。

（六）设区的市对区县级消毒产品卫生监督工作进行指导、督查和年度考核评估。

（七）承担上级卫生计生行政部门和卫生监督机构交办的消毒产品卫生监督任务。

在县级卫生监督机构的消毒产品防治监督工作中，应建立健全卫生监督协管服务工作制度，在乡镇卫生院、社区卫生服务中心配备专（兼）职人员负责有关消毒产品卫生监督

协管服务工作。

三、基层消毒产品卫生监督员岗位任务

（一）依法对消毒产品生产、经营、使用单位进行监督检查，进行现场调查和监督记录，依法取证和索取有关资料。

（二）对违反法律、法规的单位和个人依法进行查处。

（三）宣传消毒产品有关的卫生法律、法规和业务知识，指导、协助医疗卫生机构进行消毒产品相关知识的培训。

（四）完成卫生计生行政部门交办的其他消毒产品卫生监督任务。

四、基层消毒产品卫生监督员所需能力、技能、知识及政策

（一）基层消毒产品卫生监督员必须熟知消毒产品卫生监督工作职责，掌握与本职工作有关的国家法律、法规、规章、标准、技术规范等，熟悉消毒产品防治监督工作内容，具备消毒产品卫生监督法律文书制作、对相关人员开展法律法规知识培训的能力和技能。

（二）基层消毒产品卫生监督员应当掌握消毒产品日常性卫生监督的内容和方法。

（三）基层消毒产品卫生监督员应当掌握消毒产品卫生监督信息的采集、整理、汇总、分析、建档等方法，通过全国卫生监督信息报告系统及时、准确上报监督检查相关信息，及时更新生产企业、包括进口消毒产品在华责任单位的基本情况等信息。

（四）基层消毒产品防治监督员应当熟悉消毒产品相关的基本知识。

五、培养目标

结合卫生监督工作和卫生监督队伍建设要求，建立和完善消毒产品卫生监督员培养体系，以提高卫生监督员政策理论、业务水平和执法能力为重点，以培养基层复合型卫生监督人才、满足基层卫生监督执法需要为目标，使消毒产品卫生监督员普遍掌握本职工作内容，提高监督人员执法工作能力和水平。

坚持以专为主、一专多能的原则，到 2015 年底，完成为市、县级卫生监督机构培养不少于 30000 名具备多项专业知识、掌握执法办案技能、熟练运用现代信息技术、能较好贯彻执行消毒产品卫生监督执法任务、能为消毒产品卫生监督协管人员提供业务和技术指导的基层复合型卫生监督人才，进一步提高基层一线综合监管执法能力和公共卫生服务保障能力。

六、课程规划

课程序号	课程名称	学时	课程概述	教学大纲	推荐师资及所属单位
消毒产品2013-001	消毒产品监督概述	1	通过本课程的教学，使卫生监督员了解消毒产品监督的有关基本概念，熟悉主要职责、执法依据，掌握监督检查的主要内容与方法、违法行为处理的原则，进一步提高消毒产品卫生监督工作执法任务的能力	见附件1	略
消毒产品2013-002	产品及生产企业卫生许可的要求	1.5	通过本课程的教学，使卫生监督员了解“三新”消毒产品卫生许可依据和程序，熟悉消毒产品生产企业卫生行政许可的工作职责、许可依据、许可程序以及违法行为的处理，进一步提高消毒产品卫生监督水平和执法能力	见附件2	略
消毒产品2013-003	产品生产单位监督检查的要求	1.5	通过本课程的教学，使卫生监督员了解消毒产品生产企业卫生监督的概述，熟悉执法依据，掌握消毒产品生产企业日常监督检查的内容与方法，以及违法行为的处理，进一步提高消毒产品生产卫生监督水平和执法能力	见附件3	略
消毒产品2013-004	经营、使用的消毒产品监督检查要求	1	通过本课程的教学，使卫生监督员了解消毒产品相关卫生标准，熟悉消毒产品经营、使用单位监督的执法依据，掌握消毒产品经营、使用单位、在华责任单位卫生监督的工作职责、监督的内容和方法，以及违法行为的处理，进一步提高消毒产品卫生监督水平和执法能力	见附件4	略

附件 1

消毒产品监督概述　教学大纲

课程编号：消毒产品 2013-001　　　　学时：1

一、大纲说明

（一）教学对象

设区的市级、县级卫生监督机构基层复合型卫生监督人才。

（二）教学方式

网络讲座。

（三）考核方式

试题。

二、教学内容与要求

（一）教学目的

通过本课程的教学，使卫生监督员了解消毒产品监督的有关基本概念，熟悉主要职责、执法依据，掌握监督检查的主要内容与方法、违法行为处理的原则，进一步提高消毒产品卫生监督工作执法任务的能力。

（二）教学内容

1. 概述。

（1）消毒产品及其生产企业监督的发展历程。

（2）基本职责。

（3）基本概念：消毒、灭菌、消毒产品、“三新”消毒产品、消毒剂、灭菌剂、化学指示物、生物指示物、灭菌物品包装物、卫生用品、一次性使用卫生用品、抗菌制剂、抑菌制剂等。

（4）消毒产品分类目录。

2. 执法依据（具体细化到法律法规条款项及标准规范的名称，重点讲解《中华人民共和国传染病防治法》、《消毒管理办法》《国务院关于加强食品等产品安全监督管理的特别规定》、《国家卫生计生委关于取消下放部分消毒产品和涉水产品行政审批项目的公告》、《国家卫生计生委办公厅关于进一步加强消毒产品监管工作的通知》等相关条款）。

3. 监督管理内容与方法。

（三）教学要求

1. 掌握消毒产品卫生监督的工作职责。

2. 熟悉消毒产品分类目录、执法依据。

3. 了解消毒产品有关基本概念。

三、参考资料

《中华人民共和国传染病防治法》 2004. 12. 1

《消毒管理办法》 2002. 4. 1

《国务院关于加强食品等产品安全监督管理的特别规定》 2007. 7. 26

《消毒产品标签说明书管理规范》 2006. 5. 1

《消毒产品生产企业卫生规范（2009 年版）》 2010. 1. 1

《消毒产品生产企业卫生许可规定》 2010. 1. 1

《消毒产品卫生安全评价规定》 2010. 1. 1

《健康相关产品生产企业卫生条件审核规范》 2006. 6. 1

《国家卫生计生委关于取消下放部分消毒产品和涉水产品行政审批项目的公告》国家卫生和计划生育委员会公告 2013 年第 1 号

《国家卫生计生委办公厅关于进一步加强消毒产品监管工作的通知》国卫办监督发〔2013〕18 号

《国务院办公厅关于印发国家卫生和计划生育委员会主要职责内设机构和人员编制规定的通知》国办发〔2013〕50 号 2013. 6. 9

《国务院关于取消和下放 50 项行政审批项目等事项的决定》国发〔2013〕27 2013. 7. 13

《利用新材料、新工艺技术和新杀菌原理生产消毒剂和消毒器械判定依据》

《“三新”产品卫生行政审批管理规定》

附件 2

消毒产品及生产企业许可　教学大纲

课程编号：消毒产品 2013-001-002　　　　　　　学时：1.5

一、大纲说明

（一）教学对象

设区的市级、县级卫生监督机构基层复合型卫生监督人才。

（二）教学方式

网络讲座。

（三）考核方式

试题。

二、教学内容与要求

（一）教学目的

通过本课程的教学，使卫生监督员了解“三新”消毒产品卫生许可依据和程序，熟悉消毒产品生产企业卫生行政许可的工作职责、许可依据、许可程序以及违法行为的处理，进一步提高消毒产品卫生监督水平和执法能力。

（二）教学内容

1. 概述（消毒产品及其生产企业卫生行政许可历史沿革）。

2. 卫生许可依据　消毒产品及生产企业许可依据（具体细化到法律法规条款项及标准规范的名称）、重点讲解《中华人民共和国行政许可法》、《卫生行政许可管理办法》、《消毒产品生产企业卫生许可规定》、《消毒产品卫生安全评价规定》、《国家卫生计生委关于取消下放部分消毒产品和涉水产品行政审批项目的公告》等相关条款）。

3. 许可程序及要求。

（1）消毒产品生产企业的卫生行政许可：消毒产品生产企业的卫生行政许可程序，首次申请、延续申请、变更许可申请资料审查要求（配许可流程示例图）及现场审核要求，行政许可的审核（形式和内容审核）要点。

（2）“三新”消毒产品的行政审批：“三新”消毒产品的行政审批程序及申请资料要求（配行政审批流程示例图）。

4. 对违法行为查处（典型案例：案由、案情简介、违法行为处理、点评）。

（三）教学要求

1. 熟悉消毒产品生产企业行政许可依据。

2. 熟悉或掌握消毒产品生产企业卫生行政许可程序和审核要点（根据是否承担消毒产品生产企业卫生行政许可工作职责确定）。

3. 了解消毒产品及其生产企业卫生行政许可历史沿革，“三新”消毒产品行政审批依据和程序。

三、参考资料

《中华人民共和国传染病防治法》 2004. 12. 1

《中华人民共和国行政许可法》 2004. 7. 1

《卫生行政许可管理办法》 2004. 7. 23

《消毒管理办法》 2002. 7. 1

《消毒产品标签说明书管理规范》 2006. 5. 1

《消毒产品生产企业卫生规范（2009 年版）》 2010. 1. 1

《消毒产品生产企业卫生许可规定》 2010. 1. 1

《消毒产品卫生安全评价规定》 2010. 1. 1

《健康相关产品生产企业卫生条件审核规范》 2006. 6. 1

国家卫生计生委关于取消下放部分消毒产品和涉水产品行政审批项目的公告. 国家卫生和计划生育委员会公告 2013 年第 1 号.

《国务院办公厅关于印发国家卫生和计划生育委员会主要职责内设机构和人员编制规定的通知》国办发〔2013〕50 号 2013. 6. 9

《国务院关于取消和下放 50 项行政审批项目等事项的决定》国发〔2013〕27 号 2013. 7. 13

《戊二醛类消毒剂卫生标准》GB 26372-2010

《乙醇消毒剂卫生标准》GB 26373-2010

《季铵盐类消毒剂卫生标准》GB 26369-2010

《二氧化氯消毒剂卫生标准》GB 26366-2010

《胍类消毒剂卫生标准》GB 26367-2010

《含碘消毒剂卫生标准》GB 26368-2010

《含溴消毒剂卫生标准》GB 26370-2010

《过氧化物类消毒剂卫生标准》GB 26371-2010

《一次性使用卫生用品卫生标准》GB 15979-2002

《消毒与灭菌效果的评价方法与标准 GB 15981-1995

《食具消毒柜安全和卫生要求》GB 17988-2004

《紫外线杀菌灯》GB 19258-2003

《次氯酸钠发生器》GB 12176-90

《二氧化氯消毒剂发生器安全与卫生标准》GB 28931-2012

《医疗保健产品灭菌生物指示物第 1 部分：通则》GB 18281.1-2000

《医疗保健产品灭菌生物指示物第 2 部分：环氧乙烷灭菌用生物指示物》GB18281.2-2000

《医疗保健产品灭菌生物指示物第 3 部分：湿热灭菌用生物指示物》GB 18281.3-2000l《大型蒸汽灭菌器技术要求自动控制型》GB 8599-2008

酚类消毒剂卫生要求　GB27947-2011

空气消毒剂卫生要求　GB27948-2011

医疗器械消毒剂卫生要求　GB/T27949-2011

手消毒剂卫生要求　GB27950-2011

皮肤消毒剂卫生要求　GB27951-2011

疫源地消毒剂卫生要求　GB 27953-2011

黏膜消毒剂通用要求 GB 27954-2011

附件 3

消毒产品生产企业监督　教学大纲

课程编号：消毒产品 2013-003　　　　学时：1

一、大纲说明

（一）教学对象

设区的市级、县级卫生监督机构基层复合型卫生监督人才。

（二）教学方式

网络讲座。

（三）考核方式

试题。

二、教学内容与要求

（一）教学目的

通过本课程的教学，使卫生监督员了解消毒产品生产企业卫生监督的概述，熟悉执法依据，掌握消毒产品生产企业日常监督检查的内容与方法、以及违法行为的处理，进一步提高消毒产品生产卫生监督水平和执法能力。

（二）教学内容

1. 概述（背景、概念、工作职责）。

2. 执法依据（具体细化到法律法规条款项及标准规范的名称，重点讲解《消毒产品生产企业卫生规范（2009 年版）》、《消毒产品生产企业卫生许可规定》、《消毒产品卫生安全评价规定》、《消毒产品标签说明书管理规范》、《健康相关产品国家卫生监督抽检规定》等相关条款）。

3. 内容及方法。

（1）卫生许可证明文件的监督。

（2）企业生产条件、生产过程、配方、使用原料、产品消毒灭菌、消毒措施、检验条件、仓储管理、从业人员、质量保证体系及与许可一致性的监督。

（3）消毒产品的监督检查方法（卫生安全评价报告、“三新”消毒产品行政审批证明、企业标准、产品标签说明书、自检报告）。

（4）卫生监督抽检（抽检程序、样品保存要求、结果的判定和处理）。

4. 违法行为的处理（典型案例：案由、案情简介、违法行为处理、点评）。

（三）教学要求

1. 掌握消毒产品生产企业日常监管的内容与方法，以及违法行为的处理。
2. 熟悉消毒产品生产企业卫生监督执法依据、消毒产品相关卫生标准。
3. 了解消毒产品生产企业卫生监督概述。

三、参考资料

《中华人民共和国传染病防治法》 2004.12.1

《中华人民共和国行政许可法》 2004.7.1

《卫生行政许可管理办法》 2004.7.23

《消毒管理办法》 2002.7.1

《消毒产品标签说明书管理规范》 2006.5.1

《消毒产品生产企业卫生规范（2009年版）》 2009.1.1

《消毒产品生产企业卫生许可规定》 2010.1.1

《消毒产品卫生安全评价规定》 2010.1.1

《健康相关产品生产企业卫生条件审核规范》 2006.6.1

《健康相关产品国家卫生监督抽检规定》 2005.12.27

国家卫生计生委关于取消下放部分消毒产品和涉水产品行政审批项目的公告. 国家卫生和计划生育委员会公告2013年第1号

《戊二醛类消毒剂卫生标准》GB 26372-2010

《乙醇消毒剂卫生标准》GB 26373-2010

《季铵盐类消毒剂卫生标准》GB 26369-2010

《二氧化氯消毒剂卫生标准》GB 26366-2010

《胍类消毒剂卫生标准》GB 26367-2010

《含碘消毒剂卫生标准》GB 26368-2010

《含溴消毒剂卫生标准》GB 26370-2010

《过氧化物类消毒剂卫生标准》GB 26371-2010

《一次性使用医疗用品卫生标准》GB 15980-1995

《一次性使用卫生用品卫生标准》GB 15979-2002

《消毒与灭菌效果的评价方法与标准》GB 15981-1995

《食具消毒柜安全和卫生要求》GB 17988-2004

《紫外线杀菌灯》GB 19258-2003

《次氯酸钠发生器》GB 12176-90

《二氧化氯消毒剂发生器安全与卫生标准》GB 28931-2012

《医疗保健产品灭菌生物指示物第1部分：通则》GB 18281.1-2000

《医疗保健产品灭菌生物指示物第 2 部分：环氧乙烷灭菌用生物指示物》GB 18281.2-2000

《医疗保健产品灭菌生物指示物第 3 部分：湿热灭菌用生物指示物》GB 18281.3-2000l

《大型蒸汽灭菌器技术要求自动控制型》GB 8599-2008

附件 4

经营、使用的消毒产品卫生监督　教学大纲

课程编号：消毒产品 2013-004　　　　学时：1

一、大纲说明

（一）教学对象

设区的市级、县级卫生监督机构基层复合型卫生监督人才。

（二）教学方式

网络讲座。

（三）考核方式

试题。

二、教学内容与要求

（一）教学目的

通过本课程的教学，使卫生监督员了解消毒产品相关卫生标准，熟悉消毒产品经营、使用单位、在华责任单位监督的执法依据，掌握消毒产品经营、使用单位卫生监督的工作职责、监督的内容和方法，以及违法行为的处理，进一步提高消毒产品卫生监督水平和执法能力。

（二）教学内容

1. 概述（标签、说明书、产品责任单位等概念、主要工作职责）。

2. 执法依据（重点讲解《消毒管理办法》、《消毒产品标签说明书管理规范》、《健康相关产品国家卫生监督抽检规定》、《消毒产品卫生安全评价规定》等有关条款）。

3. 内容与方法。

（1）索取相关卫生证明材料（包括企业卫生许可证、卫生安全评价报告和产品出厂检测报告）。

（2）消毒产品标签说明书

（3）产品卫生监督抽检（重点讲解经营使用单位抽检原则及确认方法）。

（4）在华责任单位监管内容

4. 违法行为处理（典型案例：案由、案情简介、违法行为处理、点评）。

（三）教学要求

1. 掌握消毒产品经营、使用单位、在华责任单位卫生监督的工作职责，监督的内容与方法，以及违法行为的处理。

2. 熟悉消毒产品经营、使用单位执法依据。

3. 了解消毒产品相关卫生标准。

三、主要参考资料

《中华人民共和国传染病防治法》 2004. 12. 1

《消毒管理办法》 2002. 7. 1

《消毒产品标签说明书管理规范》 2006. 5. 1

《消毒产品卫生安全评价规定》 2010. 1. 1

《健康相关产品国家卫生监督抽检规定》 2005. 12. 27

《传染病防治日常卫生监督工作规范》（卫监督发［2010］82 号）

国家卫生计生委关于取消下放部分消毒产品和涉水产品行政审批项目的公告（国家卫生和计划生育委员会公告 2013 年第 1 号）

《戊二醛类消毒剂卫生标准》GB 26372-2010

《乙醇消毒剂卫生标准》GB 26373-2010

《季铵盐类消毒剂卫生标准》GB 26369-2010

《二氧化氯消毒剂卫生标准》GB 26366-2010

《胍类消毒剂卫生标准》GB 26367-2010

《含碘消毒剂卫生标准》GB 26368-2010

《含溴消毒剂卫生标准》GB 26370-2010

《过氧化物类消毒剂卫生标准》GB 26371-2010

《一次性使用医疗用品卫生标准》GB 15980-1995

《一次性使用卫生用品卫生标准》GB 15979-2002

《消毒与灭菌效果的评价方法与标准》GB 15981-1995

《食具消毒柜安全和卫生要求》GB 17988-2004

《紫外线杀菌灯》GB 19258-2003

《次氯酸钠发生器》GB 12176-90

《二氧化氯消毒剂发生器安全与卫生标准》GB 28931-2012

《医疗保健产品灭菌生物指示物第 1 部分：通则》GB 18281. 1-2000

《医疗保健产品灭菌生物指示物第 2 部分：环氧乙烷灭菌用生物指示物》GB 18281. 2-2000

《医疗保健产品灭菌生物指示物第 3 部分：湿热灭菌用生物指示物》GB 18281. 3-2000 l
《大型蒸汽灭菌器技术要求自动控制型》GB 8599-2008

基层复合型卫生监督人才培训课程规划书
（医疗服务、采供血卫生监督）

一、医疗卫生监督工作概述

医疗卫生监督是卫生行政部门依据国家相关法律、法规、规章规定，按照法定程序对辖区内医疗机构、采供血机构落实国家相关规范、标准、规定情况监督检查的行政行为。医疗卫生监督的目的是制止和纠正医疗、采供血服务活动中的违法违规行为，引导和教育医疗、采供血机构及其人员依法执业，防止和减少因违反卫生行政法律规范导致的医疗纠纷、差错和责任事故，维护正常的医疗、采供血秩序，保障群众就医安全。医疗卫生监督的主要内容包括：医疗服务市场的监督；医疗机构执业资质和执业范围、药械管理、医学文书、医疗广告的监督；医务人员执业资质、执业行为的监督；医疗技术临床应用、母婴保健、计划生育、医疗美容、临床基因扩增检验等专项技术的监督；采供血机构执业资质和执业行为、临床用血安全的监督；医疗事故的监督等。监督的主要方法是现场检查。

二、基层卫生监督机构医疗卫生监督工作职责

《关于卫生监督体系建设的若干规定》（卫生部令第 39 号）第十九条明确了卫生监督的职责，提出要“依法监督医疗机构和采供血机构及其执业人员的执业活动，整顿和规范医疗服务市场，打击非法行医和非法采供血行为”。第二十二条规定“设区的市、县级卫生监督机构负责辖区内日常卫生监督工作”，其医疗卫生监督职责为“对医疗机构的执业资格、执业范围及其医务人员的执业资格、执业注册进行监督检查，规范医疗服务行为，打击非法行医”，“对采供血机构的执业资格、执业范围及其从业人员的资格进行监督检查，打击非法采供血行为；对采供血机构的采供血活动进行监督检查，查处违法行为”等。但是，由于体制、机制等因素影响，全国卫生监督机构职责不统一，特别是医疗卫生监督工作职责呈现出较大差异。

项目组调查了北京、上海、江苏、湖北、重庆、四川、青海等 7 个省市、37 个基层卫生监督机构（设区的市级和县级）官方网站对外公布的工作职责，发现各省、市、县级卫生监督机构承担的医疗卫生监督职责均有不同。综合国家《关于卫生监督体系建设的若干规定》要求和调研情况，归纳基层卫生监督机构（设区的市级和县级卫生监督机构）承担的医疗卫生监督主要职责：

（一）打击非法行医和非法采供血，整顿和规范医疗服务市场。

（二）组织开展本行政区域内医疗、采供血机构及其人员依法执业情况的监督检查，查处违法违规行为。

（三）开展医疗广告监督监测，查处违法违规医疗广告。

（四）开展医疗技术、母婴保健技术等专项执法检查，查处违法违规行为。

（五）负责对本行政区域内涉及违法开展医疗、采供血活动相关投诉举报受理、调查、处理和相关案件办理。

（六）参与由本级卫生行政部门负责的医疗机构、采供血机构、母婴保健技术服务机构执业许可及人员执业资格许可审查工作。

（七）对发生医疗事故的医疗机构和相关责任人提出处罚意见。

（八）承担上级机关指定或交办的其他医疗卫生监督事项。

在县（区）级卫生监督机构的医疗卫生监督工作职责中，增加建立健全卫生监督协管服务工作制度，指导、考核辖区内医疗卫生监督协管服务工作的内容。

三、基层卫生监督机构医疗卫生监督员岗位任务

基层医疗卫生监督员的岗位任务必须与基层卫生监督机构医疗卫生监督职责相统一。项目组通过调查，归纳了基层医疗卫生监督员岗位任务。主要包括以下内容：

（一）承担打击非法行医、非法采供血等专项整治行动任务。

（二）承担特定区域内医疗机构及其人员执业资质和执业行为的日常监督检查任务，做好检查记录和资料收集，对违法行为依法调查取证。

（三）承担特定区域内采供血机构及其人员执业资质和执业行为的日常监督检查任务，做好检查记录和资料收集，对违法行为依法调查取证。

（四）做好本行政区域内医疗广告的监督工作，对违法违规医疗广告进行调查，提出处理建议，做好向相关部门的案卷移送。

（五）参加医疗技术、母婴保健等专项技术执法检查。

（六）参与本行政区域内医疗机构、母婴保健技术服务机构、采供血机构执业许可及人员资格认定的审查工作。

（七）负责涉及违法开展医疗、采供血相关举报投诉调查处理和回访追踪。

（八）承办医疗卫生行政处罚案件，依法提出处罚建议。

（九）完成上级领导交办的其他医疗卫生监督工作任务。

医疗卫生监督协管员主要工作任务是协助卫生监督机构定期开展辖区内医疗机构卫生巡查，及时发现并报告问题及隐患，对非法行医、非法采供血等信息及线索及时核实上报；指导检查对辖区内医疗机构的卫生监督工作，协助开展法律法规宣传及相关培训。

四、基层医疗卫生监督员所需能力、技能、知识及政策

随着医药卫生体制改革的深入推进，卫生监督职能进一步调整，卫生监督工作重心正由传统的重公共卫生监督转向公共卫生与医疗卫生监督并重上来，基层医疗卫生监督工作职责、内容不断完善，医疗卫生监督科学化、规范化、专业化、精细化程度越来越高。项目组认为，基层医疗卫生监督员应具备如下知识、技能、能力：

（一）熟知医疗卫生监督工作职责和内容，熟悉常用的医疗卫生法律、法规、规章、标准、规范。

（二）知晓行医的基本要求，正确识别、打击非法行医，掌握办案基本技巧。

（三）熟悉医疗机构执业许可的条件、程序和医疗机构开展诊疗活动的执业规则，能熟练开展对医疗机构执业资质和行为的日常监督检查，掌握违法行为的处理。

（四）了解医疗广告的概念，熟悉医疗广告发布的要求，掌握医疗广告监督监测要点和违法医疗广告的处理。

（五）了解医疗文书的概念，熟悉医疗机构处方、病历、医学证明等医疗文书管理要求，掌握违法行为的处理。

（六）了解医疗器械临床使用安全管理相关政策，知晓大型医用设备配置与使用管理、麻醉和第一类精神药品管理、抗菌药物临床应用管理等要求，掌握医疗机构使用药械安全监督检查要点和违法行为处理。

（七）了解卫生技术人员的概念及管理要求，熟悉医师、护士、乡村医生资格准入条件和程序及医技人员任职要求，掌握卫生技术人员执业规则及违法行为的处理。

（八）了解医疗技术的管理要求，熟悉医疗技术、母婴保健、计划生育、人类辅助生殖技术等专项技术应用规则，掌握基层常用专项技术的监督检查技巧和违法行为的处理，不断提高医疗卫生监督专业化、精细化水平。

（九）了解血液安全管理相关法律制度和技术标准，熟悉血站、单采血浆站的设置和审批、采供血机构执业规则，掌握采供血机构的执业登记条件和程序，能开展对一般血站、特殊血站、单采血浆站和医疗机构临床用血的现场监督检查和违法行为查处。

（十）了解医疗事故的定义、分级以及医疗事故鉴定的程序，学会正确运用法律法规对医疗事故的预防及处理工作进行监督，区分行政处分与处罚的不同，明确卫生监督机构在医疗事故处理中的职责和程序。

（十一）了解与医疗、采供血相关的犯罪罪名、主要特征、构成要件，熟悉和掌握医疗、采供血涉嫌犯罪的移送，防范执法过程中被刑事问责风险。

五、培养目标

按照国家医药卫生体制改革和卫生监督体系建设的要求，结合卫生监督工作现状，建

立和完善医疗卫生监督员培养体系，以提高卫生监督员业务水平和执法能力为重点，以培养基层复合型卫生监督人才、满足基层卫生监督执法需要为目标，使医疗卫生监督员普遍掌握本职工作知识及技能，提高监督人员执法能力，有效监管医疗服务市场，促进医疗服务质量和环境改善，保证医疗服务安全。

坚持以专为主、一专多能的原则，到2015年底，完成为市、县两级卫生监督机构培养具备多项专业知识、掌握执法办案技能、熟练运用现代信息技术、体现综合性、能较好贯彻执行医疗、采供血卫生监督执法任务、能为医疗卫生监督协管人员提供业务和技术指导的基层复合型卫生监督人才，进一步提高基层一线综合监管执法能力和公共卫生服务保障能力。

六、课程规划

课程序号	课程名称	学时	课程概述	教学大纲	推荐师资及所属单位
医疗2013-001	医疗卫生监督工作概述	1.5	通过本课程的教学，使卫生监督员了解医疗卫生监督工作概况，熟悉医疗卫生监督工作内容和常用的法律、法规、规章、标准、规范，为指导基层卫生监督员医疗卫生监督工作中正确、熟练、灵活运用相关法律规范提供帮助	见附件1	略
医疗2013-002	医疗机构执业许可	1.5	通过本课程的教学，使卫生监督员了解医疗机构执业许可的法律依据，熟悉医疗机构执业许可的条件和程序，掌握医疗机构开展诊疗活动的基本条件，为做好医疗机构执业许可现场审查及开展医疗机构监督检查奠定基础	见附件2	略
医疗2013-003	医疗机构执业的日常监督	2	通过本课程的教学，使卫生监督员了解医疗机构监督的意义、要求，熟悉医疗机构执业资质和执业行为的监督要点、检查方法，掌握医疗机构执业过程中常见违法行为的查处，提高基层开展医疗机构监督工作水平和指导医疗机构规范执业的能力	见附件3	略
医疗2013-004	查处无证行医	2	通过本课程的教学，使卫生监督员了解行医的基本条件，识别无证行医常见情形，熟悉无证行医行政处罚、行刑衔接，掌握无证行医的调查取证技巧，提高基层查处无证行医的能力和水平	见附件4	略
医疗2013-005	医疗广告监督	1.5	通过本课程的教学，使卫生监督员了解医疗广告的概念，熟悉医疗广告发布的内容及禁止性规定，掌握医疗广告监督监测要点，提高基层对违法违规医疗广告的查处能力	见附件5	略

续 表

课程序号	课程名称	学时	课程概述	教学大纲	推荐师资及所属单位
医疗2013-006	医疗文书监督	1	通过本课程的教学，使卫生监督员了解医疗文书的概念，熟悉医疗机构医疗文书管理要求，掌握违反处方管理办法、病历管理规定、非法出具医学证明文件的处理	见附件6	略
医疗2013-007	医疗机构药械使用安全监督	1.5	通过本课程的教学，使卫生监督员了解医疗器械临床使用安全监管的要求、大型医用设备的概念、范围及配置许可、医用毒性用品的管理，熟悉麻醉和精神药品管理、抗菌药物临床应用管理要求，掌握违反麻醉药品和第一类精神药品管理的行政处罚，提高基层卫生监督机构对医疗机构药械使用安全监督的能力	见附件7	略
医疗2013-008	卫生技术人员监督	2	通过本课程的教学，使卫生监督员了解医生、护士及医技人员的概念，熟悉执业医师、执业助理医师和乡村医生及护士的注册制度、执业规则及禁止性规定，掌握卫生技术人员执业行为的监督要点，加大对违法开展诊疗活动个人的查处力度	见附件8	略
医疗2013-009	医疗技术临床应用安全监督	2	通过本课程的教学，使卫生监督员了解医疗技术的概念、医疗技术分类及手术分级标准，熟悉二、三类医疗技术临床应用的基本规则，掌握器官移植、临床基因扩增检验等医疗技术临床应用监督检查要领和违法责任追究，提高医疗监督的专业化、精细化水平	见附件9	略
医疗2013-010	母婴保健专项技术监督	2	通过本课程的教学，使卫生监督员了解母婴保健技术服务监管的法律规定，熟悉母婴保健技术服务机构许可及人员资格准入条件及程序，掌握母婴保健技术现场执法监督技巧，提高对母婴保健技术服务领域常见违法行为的发现能力和查处水平	见附件10	略
医疗2013-011	医疗美容监督	2	通过本课程的教学，使卫生监督员了解医疗美容的概念、医疗美容服务机构、科室基本标准，熟悉医疗美容服务项目、开展医疗美容的机构和人员资格条件，掌握违规开展医疗美容技术的查处，提高打击非法开展医疗美容服务活动的能力和水平	见附件11	略

续 表

课程序号	课程名称	学时	课程概述	教学大纲	推荐师资及所属单位
医疗 2013-012	人类辅助生殖技术监督	2	通过本课程的教学，使卫生监督员了解人类辅助生殖技术的基本概念和发展现状，熟悉人类辅助生殖技术和人类精子库管理的相关法律规定及开展人类辅助生殖技术、人类精子库监督检查要点，掌握违规开展人类辅助生殖技术的办案技巧	见附件 12	略
医疗 2013-013	采供血服务监督概述	1.5	通过本课程的教学，使卫生监督员了解临床用血及血液制品相关基础知识、采供血服务管理体系，熟悉采供血服务监管的法律、法规、规范、标准及采供血机构的设置与管理要求，提高基层卫生监督机构对血液安全的全方位监管能力	见附件 13	略
医疗 2013-014	血站卫生监督	2	通过本课程的教学，使卫生监督员了解血站采供血服务流程，熟悉血站日常监督的重点环节，掌握监督检查的要点、方法和违法行为的处理	见附件 14	略
医疗 2013-015	单采血浆站卫生监督	1.5	通过本课程的教学，使卫生监督员熟悉与单采血浆站监督管理相关的法律制度，掌握单采血浆站日常性卫生监督的主要内容和检查方法，提高对常见违法违规采供原料血浆行为的发现和处理能力	见附件 15	略
医疗 2013-016	医疗机构临床用血监督	2	通过本课程的教学，使卫生监督员了解医疗机构临床用血的管理、流程，熟悉医疗机构临床用血安全监管的重点环节，掌握监督检查的要点、方法和违法行为的处理	见附件 16	略
医疗 2013-017	医疗事故与卫生监督	0.5	通过本课程的教学，使卫生监督员了解医疗事故鉴定的程序，掌握卫生监督机构在医疗事故处理中的职责和程序，学会正确运用法律法规对医疗事故的预防及处理工作进行监督，区分行政处理与执法监督的不同，提高卫生监督人员在医疗事故处理中的监督能力	见附件 17	略
医疗 2013-018	医疗、采供血涉嫌犯罪移送解析	2	通过本课程的教学，使卫生监督员了解与医疗、采供血相关犯罪的罪名、主要特征、构成要件，熟悉医疗服务监督中常用罪名之间的区别，掌握涉嫌犯罪移送的程序和要求，防范医疗卫生执法过程中被刑事问责风险	见附件 18	略
医疗 2013-019	打击非法行医典型案例分析	3	通过本课程教学，分析打击非法行医中的典型案例，使卫生监督员熟悉打击非法行医办案流程，掌握违法主体和违法事实认定，正确适用法律	见附件 19	略

附件 1

医疗卫生监督概述　教学大纲

课程编号：医疗 2013-001　　　　学时：1.5

一、大纲说明

（一）教学对象

设区的市、县级卫生监督机构基层复合型卫生监督人才。

（二）教学方式

网络讲座。

（三）考核方式

试题考核。

二、教学内容与要求

（一）教学目的

通过本课程的教学，使卫生监督员了解医疗卫生监督工作概况，熟悉医疗卫生监督工作内容和常用的法律、法规、规章、标准、规范，为指导基层卫生监督员医疗卫生监督工作中正确、熟练、灵活运用相关法律规范提供帮助。

（二）教学内容

1. 医疗卫生监督定义。

2. 医疗卫生监督目的、对象。

3. 医疗卫生监督内容、方法。

4. 医疗卫生监督工作现状与发展。

5. 医疗卫生监督法律体系。

介绍现行有效与医疗卫生相关的主要法律、法规、规章、标准、规范，重点介绍医疗卫生监督过程中常用的法律、法规、规章及近年来颁布的《精神卫生法》等法律的主要内容。

（三）教学要求

1. 熟悉。

（1）医疗卫生监督工作内容。

（2）医疗卫生监督常用法律、法规、规章。

（3）《精神卫生法》的主要内容。

2. 了解。

（1）医疗卫生监督定义。

（2）医疗卫生监督目的、对象、方法。

（3）医疗卫生监督法律体系组成。

（4）医疗卫生监督工作现状与发展。

三、参考资料

《中华人民共和国卫生法规汇编》 2006-2007

《中华人民共和国卫生法规汇编》 2010-2011

《全国医院工作制度与人员岗位职责》2010

《中华人民共和国精神卫生法》

附件 2

医疗机构执业许可　教学大纲

课程编号：医疗 2013-002　　　　　学时：1.5

一、大纲说明

（一）教学对象

设区的市、县级卫生监督机构基层复合型卫生监督人才。

（二）教学方式

网络讲座。

（三）考核方式

试题考核。

二、教学内容与要求

（一）教学目的

通过本课程的教学，使卫生监督员了解医疗机构执业许可的法律依据，熟悉医疗机构执业许可的条件和程序，掌握医疗机构开展诊疗活动的基本条件，为做好医疗机构执业许可现场审查及开展医疗机构监督检查奠定基础。

（二）教学内容

1. 医疗机构执业许可概述　重点介绍医疗机构执业许可的法律依据。

2. 医疗机构的设置审批。

（1）申请设置医疗机构的条件。

（2）医疗机构设置审批的程序。

（3）医疗机构设置审批的注意事项。介绍对医疗机构级别、类别、诊疗科目、名称等的核定要求。

3. 医疗机构的执业登记。

（1）医疗机构执业登记的条件。

（2）医疗机构执业登记的程序。

（3）医疗机构执业登记的事项：①医疗机构的名称。介绍医疗机构命名规则，重点介绍禁用名称和字样，使用两个名称的规定，冠名“红十字”、“中心”等特殊名称的要求；②医疗机构的执业地址。介绍医疗机构登记多个执业地址的规定；③医疗机构的法定代表人和主要负责人。重点介绍不能担任法定代表人和主要负责人的情形以及个人、合伙设置医疗机构的医疗机构执业许可证填写的要求；④医疗机构诊疗科目。介绍医疗机构诊疗科目名录和使用规则；⑤医疗机构的有效期。介绍不同医疗机构有效期的核定标准；⑥其他登记事项。介绍医疗机构所有制形式、服务对象、类别、经营性质床位等的登记。

采用图片展示医疗机构执业许可证正本、副本样本。

（4）不予登记的情形。

4. 医疗机构的校验。

（1）医疗机构的校验期限。

（2）医疗机构校验的程序。

（3）不按期申请校验、暂缓校验、校验不合格的处理。

5. 医疗机构的变更、撤销、注销。

（二）教学要求

1. 掌握。

（1）医疗机构的命名规则。

（2）医疗机构诊疗科目名录及使用规则。

（3）医疗机构注册多个执业地址的规定。

（4）医疗机构执业许可证的效期。

（5）医疗机构校验的期限。

（6）不按期校验、暂缓校验、校验不合格的处理。

（7）医疗机构的变更、撤销、注销。

2. 熟悉。

（1）医疗机构执业登记的条件。

（2）医疗机构执业登记的程序。

（3）医疗机构的法定代表人和主要负责人登记要求。

（4）医疗机构执业登记的其他事项。

（5）医疗机构校验的程序。

（6）不予登记的情形。

3. 了解。

（1）医疗机构执业许可的法律依据。

（2）申请设置医疗机构的条件。

（3）医疗机构设置审批的程序和注意事项。

三、参考资料

《中华人民共和国行政许可法》

《卫生行政许可管理办法》

《医疗机构管理条例》

《医疗机构管理条例实施细则》

《医疗机构校验管理办法》

《医疗机构基本标准》

附件 3

医疗机构执业的日常监督　教学大纲

课程编号：医疗 2013-003　　　　学时：2

一、大纲说明

（一）教学对象

设区的市、县级卫生监督机构基层复合型卫生监督人才。

（二）教学方式

网络讲座。

（三）考核方式

试题考核。

二、教学内容与要求

（一）教学目的

通过本课程的教学，使卫生监督员了解医疗机构监督的意义、要求，熟悉医疗机构执业资质和执业行为的监督要点、检查方法，掌握医疗机构执业过程中常见违法行为的查处，提高基层开展医疗机构监督工作水平和指导医疗机构规范执业的能力。

（二）教学内容

1. 医疗机构监督概述。

（1）医疗机构的概念和类别：介绍医疗机构的定义；医疗机构的分类，强调卫生部对《医疗机构管理条例实施细则》第三条进行修订后医疗机构类别的变化。

（2）医疗机构监督的重要意义。

（3）医疗机构监督的重点环节。

2. 医疗机构执业资质的监督检查。

（1）监督要点及方法：①医疗机构执业许可证合法性和有效性；②医疗机构名称与标牌、标识；③医疗机构执业地址。

（2）常见违法行为的处理：①医疗机构执业许可证超过有效期开展执业活动的处理；②医疗机构执业许可证不按期校验的处理；③转让、出借医疗机构执业许可证的处理；④医疗机构外挂标牌与核准名称不一致的处理；⑤医疗机构执业地址与实际不一致的处理。

3. 医疗机构执业行为的监督检查。

（1）监督要点及方法：①医疗机构开设诊疗科目的检查。列举基层医疗机构常见的未经登记开设的诊疗科目；②医疗机构诊疗场所、科室管理的检查。重点介绍违法线索的查找；③医疗机构使用卫生技术人员情况的检查。介绍医疗机构不同岗位专业人员资质要求，使用实习医务人员的规则等（参见卫生技术人员监督大纲 2013-008）。

涉及医疗广告监督、医疗机构文书监督、医疗机构药械管理监督参见大纲 2013-（005、006、007）。医疗机构传染病管理和医院感染管理的监督参见传染病和医院感染管理大纲。

（2）常见违法行为的处理：①医疗机构超出登记的科目范围开展执业活动的处理；②医疗机构出租承包科室、场所的处理；③医疗机构使用非卫生技术人员的处理。

4. 典型案例　介绍常见的医疗机构违法违规案例，讲解办案要领。

（三）教学要求

1. 掌握。

（1）医疗机构常见违法行为的行政处罚依据。

（2）常见的医疗机构违法违规案件办案要领。

2. 熟悉。

（1）医疗机构执业资质的监督要点及方法。

（2）医疗机构执业行为的监督要点及方法。

3. 了解。

（1）医疗机构监督的重要意义。

（2）医疗机构监督的主要法律制度。

（3）医疗机构监督的重点环节。

三、参考资料

《中华人民共和国执业医师法》

《医疗机构管理条例》

《医疗机构管理条例实施细则》

附件4

查处无证行医　教学大纲

课程编号：医疗 2013-004　　　　学时：2

一、大纲说明

（一）教学对象

设区的市、县级卫生监督机构基层复合型卫生监督人才。

（二）教学方式

网络讲座。

（三）考核方式

试题考核。

二、教学内容与要求

（一）教学目的

通过本课程的教学，使卫生监督员了解行医的基本条件，识别无证行医常见情形，熟悉无证行医行政处罚、行刑衔接，掌握无证行医的调查取证技巧，提高基层查处无证行医的能力和水平。

（二）教学内容

1. 概述。

（1）序言：介绍打击无证行医的重要意义。

（2）相关概念：介绍行医和诊疗活动、无证行医和非法行医的概念。

（3）行医的基本条件：简要介绍机构和个人行医的基本条件。

2. 无证行医的常见情形。

（1）未取得医疗机构执业许可证开展诊疗活动的情形：分别介绍未取得《医疗机构执业许可证》的主要情形，引用相关批复、解释进行说明。

（2）未取得医师从业资格开展医师执业活动的情形：分别介绍人员未取得合法资格开展医师执业活动的情形，引用相关批复、解释进行说明。

3. 无证行医的调查取证。

（1）调查取证的基本要求。

（2）主要证据的收集：介绍无证行医证据收集的思路，证据的种类，列举查处无证行医需要收集的主要证据。

（3）现场笔录的制作：介绍现场检查笔录和询问笔录的制作要领，重点介绍如何通过笔录确认违法主体、违法事实、违法情节。

4. 无证行医的法律责任。

（1）责任主体的认定：介绍法人、个体、个人合伙、其他组织未经许可擅自开展诊疗活动的责任主体认定。

（2）无证行医的行政处罚：介绍无证行医行政处罚的主要法律依据，行政处罚中的注意事项，对设置者与行医者是否为同一个体时的法律适用。

（3）无证行医的行刑衔接：①非法行医罪的定义；②非法行医罪的犯罪构成，重点介绍《最高人民法院关于审理非法行医刑事案件具体应用法律若干问题的解释》（法释〔2008〕5号）；③非法行医涉嫌犯罪的移送。用图示的方式介绍非法行医涉嫌犯罪的移送流程。

（三）教学要求

1. 掌握。

（1）机构和个人行医的基本条件。

（2）无证行医的调查取证技巧。

（3）无证行医的责任主体认定。

（4）无证行医的行政处罚。

2. 熟悉

（1）无证行医常见情形。

（2）非法行医罪的犯罪构成和移送司法程序。

3. 了解。

（1）行医、诊疗活动的定义。

（2）无证行医与非法行医的联系和区别。

（3）非法行医罪的定义。

三、参考资料

《中华人民共和国刑法》

《中华人民共和国执业医师法》

《医疗机构管理条例》

《医疗机构管理条例实施细则》

《乡村医生从业管理条例》

《医师执业注册管理办法》

《中华人民共和国行政许可法》

附件5

医疗广告监督　教学大纲

课程编号：医疗 2013-005　　　　学时：1.5

一、大纲说明

（一）教学对象

设区的市、县级卫生监督机构基层复合型卫生监督人才。

（二）教学方式

网络讲座。

（三）考核方式

试题考核。

二、教学内容与要求

（一）教学目的

通过本课程的教学，使卫生监督员了解医疗广告的概念，熟悉医疗广告发布的内容及禁止性规定，掌握医疗广告监督监测要点，提高基层对违法违规医疗广告的查处能力。

（二）教学内容

1. 概述。

（1）广告和医疗广告的概念。

（2）违法医疗广告的危害和整治的必要性。

（3）现行医疗广告管理相关法律法规。

2. 医疗广告审查证明的审批　介绍医疗广告审查证明审批的程序，展示《医疗广告审查证明》的格式样件。

3. 医疗广告的监督监测。

（1）医疗广告监管的法律及政策依据。

（2）医疗广告监督监测要点：①医疗广告发布主体；②医疗广告审查证明有效性；③医疗广告发布内容，介绍允许发布的医疗广告内容，禁止发布的情形；④医疗广告发布形式。

（3）医疗广告监督监测的主要方法。

（4）违法违规发布医疗广告的责任追究：介绍违法违规发布医疗广告的卫生行政处罚及移送工商的流程和要求。

（5）典型案例：介绍医疗广告违法案例，讲解办案要领。

4. 互联网医疗保健信息服务监管。

(1) 互联网医疗保健信息服务的概念及分类。

(2) 互联网医疗保健信息服务的监督：介绍互联网医疗保健信息服务的监督要点及违法违规提供互联网医疗保健信息服务的法律责任。

(三) 教学要求

1. 掌握。

(1) 禁止发布的医疗广告情形。

(2) 违法违规发布医疗广告的卫生行政处罚。

(3) 违法违规医疗广告移送工商处理的流程和要求。

2. 熟悉。

(1) 允许发布的医疗广告内容。

(2) 医疗广告监管的法律及政策依据。

(3) 医疗广告监督监测要点。

3. 了解。

(1) 医疗广告概念。

(2) 医疗广告审查证明的审批程序。

(3) 医疗广告监督监测的主要方法。

(4) 互联网医疗保健信息服务监管。

三、参考资料

《广告法》

《广告管理条例》

《医疗机构管理条例》

《医疗广告管理办法》

《互联网医疗保健信息服务管理办法》

《卫生部关于进一步加强医疗广告管理的通知》(卫医发〔2008〕38号)

附件 6

医疗文书监督　教学大纲

课程编号：医疗 2013-006　　　　学时：1

一、大纲说明

（一）教学对象

设区的市、县级卫生监督机构基层复合型卫生监督人才。

（二）教学方式

网络讲座。

（三）考核方式

试题考核。

二、教学内容与要求

（一）教学目的

通过本课程的教学，使卫生监督员了解医疗文书的概念，熟悉医疗机构医疗文书管理要求，掌握违反处方管理办法、病历管理规定、非法出具医学证明文件的处理。

（二）教学内容

1. 医疗文书相关概念。

介绍文书、医疗文书、处方、病历、医学证明的定义。

2. 处方的监督检查。

（1）检查要点及方法：①处方开具人员及调剂人员资格的检查，介绍处方权和调剂权的取得、限制、取消；②处方格式的检查，介绍纸质处方和计算机开具、传递普通处方的格式要求；③处方书写的检查；④处方保管的检查，介绍普通处方、急诊处方、儿科处方、医疗用毒性药品处方、第二类精神药品处方、麻醉药品和第一类精神药品处方的保管要求。

（2）违法行为查处：介绍违反《处方管理办法》的行为及处罚依据；介绍使用未取得处方权人员开具处方、未取得调剂权人员开具处方的案例。

3. 病历的监督检查　介绍病历管理、书写要求、检查要点及方法。

（1）病历保管的检查：介绍门诊、急诊、住院病历的保管主体，归档及保存时限；病历复印及出借要求，重点介绍包括可供申请人复印或复制的病历资料内容；发生医疗事故争议时，病历封存的程序及要求。

（2）病历书写的检查：①病历书写人员要求。重点介绍实习医务人员或试用期医务人员可书写的病历内容；②病历的修改；③病历记录时限；④医嘱，介绍医嘱的书写要求，重点介绍病区用药医嘱与处方之间的关系；⑤知情同意书，介绍知情同意书的常见类型及签署要求。

（3）电子病历：简要介绍电子病历建立的基本条件，电子病历归档管理、电子病历系统身份识别管理、电子病历修改的要求；介绍伪造病历的案例。

4. 医学证明的监督。

（1）医学证明的主要类型。

（2）医学证明出具的要求。重点介绍出生医学证明的发放流程，管理要求。

（3）违规出具医学证明文书的行政处罚：重点介绍违反出生医学证明管理规定的行政处罚。

（4）典型案例。

（三）教学要求

1. 掌握。

（1）处方及调剂人员资格要求。

（2）医疗机构使用未取得处方权人员开具处方的行政处罚。

（3）病区用药医嘱与处方的关系。

（4）伪造病历的行政处罚。

（5）违规出具出生医学证明的处罚。

2. 熟悉。

（1）处方的书写要求。

（2）处方的保管要求。

（3）病历书写人员的要求。

（4）发生医疗事故或纠纷时病历复印的内容、封存病历的程序和要求。

（5）医学证明的主要类型及管理要求。

3. 了解。

（1）医疗文书的相关概念。

（2）处方的格式。

（3）病历的保管要求。

（4）病历（含电子病历）的修改。

（5）病历记录时限。

（6）知情同意书的常见类型及签署要求。

（7）电子病历。

三、参考资料

《中华人民共和国母婴保健法》

《医疗机构管理条例》

《医疗事故处理条例》

《处方管理办法》

《病历管理规定》

《病历书写基本规范》

《电子病历书写规范》

附件 7

医疗机构药械使用安全监督　教学大纲

课程编号：医疗 2013-007　　　　　　学时：1.5

一、大纲说明

（一）教学对象

设区的市、县级卫生监督机构基层复合型卫生监督人才。

（二）教学方式

网络讲座。

（三）考核方式

试题考核。

二、教学内容与要求

（一）教学目的

通过本课程的教学，使卫生监督员了解医疗器械临床使用安全监管的要求、大型医用设备的概念、范围及配置许可、医用毒性用品的管理，熟悉麻醉和精神药品管理、抗菌药物临床应用管理要求，掌握违反麻醉药品和第一类精神药品管理的行政处罚，提高基层卫生监督机构对医疗机构药械使用安全监督的能力。

（二）教学内容

1. 医疗器械临床使用安全监督。

（1）医疗器械及相关概念。

（2）医疗器械临床使用安全管理的一般要求：简要介绍临床使用医疗器械产品、人员、制度、技术规范、设施、环境等的安全管理要求。

（3）大型医用设备的监管：①大型医用设备的概念；②卫生部公布的大型医用设备品目；③大型医用设备配置与使用许可，展示大型医用设备配置许可证书式样、常见的大型医用设备图片；④大型医用设备的监督检查，包括大型医用设备配置和使用情况、上岗人员资质、操作规范及应用质量的安全、有效、防护等情况进行检查。

2. 医疗机构使用麻醉药品和精神药品的监督。

（1）麻醉药品和精神药品的概念。

（2）基层医疗机构常用的麻醉和精神药品。

（3）监督要点及方法：①印鉴卡，介绍医疗机构取得麻醉药品和第一类精神药品印鉴卡的条件，展示印鉴卡的图片；②安全设施，分别介绍麻醉药品和第一类精神药品专库、周转库、专柜、发药窗口的安全设施要求；③出入库管理，介绍麻醉药品、第一类精神药品出入库核对、专账管理、储存管理等要求；④药品使用安全管理，介绍专人管理、交接、不合格和报废药品处置、空安瓿和废贴剂处置以及紧急借用后备案等要求；⑤专用处方管理要求。（参见医学卫生监督课程大纲 2013-006）

（4）违法行为处理：介绍违反麻醉药品和精神药品管理的法律责任，特别说明处罚主体特定性的问题和发现药品流入非法渠道时采取强制措施的问题；介绍基层医疗机构违反《麻醉药品和精神药品管理条例》规定的典型案件。

3. 抗菌药物临床应用的监督。

（1）抗菌药物的概念及范围。

（2）抗菌药物分级管理。

（3）抗菌药物临床应用监督要点及方法：①医疗机构抗菌药物供应目录的监督；②抗菌药物处方权和调剂权的监督；③抗菌药物使用情况的监督。重点介绍医疗机构门诊、村卫生室、诊所和社区卫生服务站抗菌药物使用的监督。

（4）违法行为处理：介绍医疗机构及其人员违反抗菌药物临床应用管理的法律责任。

4. 医疗用毒性药品使用安全管理　简要介绍医疗用毒性药品品种和医疗机构毒性药品使用管理的要求。

（三）教学要求

1. 掌握　违反《麻醉和精神药品管理条例》的行政处罚。

2. 熟悉。

（1）卫生部公布的大型医用设备品目。

（2）麻醉和精神药品的监督要点及方法。

（3）抗菌药物临床应用的监督要点及方法。

3. 了解。

（1）医疗器械临床使用安全管理的要求。

（2）大型医用设备的概念和类别。

（3）大型医用设备配置与使用许可。

（4）大型医用设备的监督检查。

（5）医疗用毒性药品使用管理的要求。

三、参考资料

《中华人民共和国执业医师法》

《中华人民共和国药品管理法》

《麻醉和精神药品管理条例》

《乡村医生从业管理条例》

《大型医用设备配置与使用管理办法》

《抗菌药物临床应用管理办法》

《医疗用毒性药品管理办法》

附件 8

卫生技术人员监督　教学大纲

课程编号：医疗 2013-008　　　　学时：2

一、大纲说明

（一）教学对象

设区的市、县级卫生监督机构基层复合型卫生监督人才。

（二）教学方式

网络讲座。

（三）考核方式

试题考核。

二、教学内容与要求

（一）教学目的

通过本课程的教学，使卫生监督员了解医生、护士及医技人员的概念，悉执业医师、执业助理医师和乡村医生及护士的注册制度、执业规则及禁止性规定，掌握卫生技术人员执业行为的监督要点，加大对违法开展诊疗活动个人的查处力度。

（二）教学内容

1. 概述。

（1）卫生技术人员的概念及分类。

（2）卫生技术人员违规执业的危害和监督的必要性。

（3）卫生技术人员监管的法律规定：介绍执业医师（包括助理）、乡村医生、护士、医技人员监管的法律依据。

2. 卫生技术人员从业的要求。

（1）医师：①医师的考试、考核，介绍国家对医师资格考试所需的条件、要求和程序规定，包括对台湾居民、港澳居民、外籍人员、传统医学师承和确有专长人员的考试、考核规定；②医师（助理医师）的执业注册，介绍医师注册的条件、注册的部门及时限、医师执业范围、医师执业的变更、外国医师来华短期行医和港澳台医师来大陆执业的相关规定以及医师多点执业的规定；③医师定期考核。

（2）乡村医生：介绍乡村医生执业注册规定及定期考核要求。

（3）护士：介绍护士注册的条件、部门及时限规定、执业地点的变更、重新注册规定、注销规定。

（4）卫生技术人员：介绍药学人员、检验技术人员、病理技术人员、超声技术人员、放射技术人员、康复技术人员等的任职条件。

3. 卫生技术人员的监督要点。

（1）医生执业的监督：①资质及行为的监督要点。介绍医师资格证、执业证的识别要点，执业医师、乡村医生执业的基本规则，开具处方（医嘱）等医学文书的监督，医师外出会诊的监督，进修医师、医学生、试用期医学毕业生的管理规定；②违法违规执业的行政处罚，列举未经执业注册擅自行医，未按执业地点、执业范围、执业类别行医和医师违规外出会诊的案例及办案要领。

（2）护士执业的监督：①护士执业资质及行为的监督要点，介绍护士执业规则，重点介绍护士执业与护工的区别；②违规执业的行政处罚，介绍未取得护士执业证书从事护理活动，未经变更注册以及护士从事本专业以外技术活动的行政处罚案例和办案要领。

（3）医技人员执业的监督：①药学人员执业行为的监督，重点讲解药学人员在药品、处方管理等活动中的执业规则及检查要领；②病理、检验、超声、放射等医技人员的监督，介绍医技人员的执业规则，重点讲解 B 超、心电、放射等医技人员出具相关报告的要求及检查要领；③医技人员违规执业的法律责任，介绍药学人员、医技人员常见的违法情形和法律责任，列举典型案例；非法行医移送司法处理参见“查处无证行医”和“医疗、采供血涉嫌犯罪移送解析”。

（三）教学要求

1. 掌握。

（1）对医师、护士执业的监督要点。

（2）执业医师、执业助理医师、乡村医生、护士违规执业的行政处罚。

（3）非医师行医的办案要领。

（4）未取得护士执业证书从事护理活动的办案要领。

2. 熟悉。

（1）执业医师、执业助理医师、乡村医生的认定、考试和注册的规定。

（2）执业医师、执业助理医师、乡村医生的执业规则。

（3）执业护士的认定、考试和注册的规定。

（4）护士执业规则。

（5）医技人员的任职条件。

（6）药学、病理、检验、超声、放射等医技人员的执业规则及违法行为处理。

3. 了解。

（1）执业医师、执业助理医师、乡村医生、护士、医技人员的基本概念。

（2）卫生技术人员违规执业的危害和监督的必要性。

（3）卫生技术人员监管的法律规定。

三、参考资料

《中华人民共和国执业医师法》

《乡村医生从业管理条例》

《全国医院工作制度与人员岗位职责》 2010

《医疗服务监督工作资料汇编》（卫生部卫生监督局编印）

《预防医学、全科医学、药学、护理、其他卫生技术等专业技术资格考试暂行规定》

《临床医学、预防医学、全科医学、药学、护理、其他卫生技术等专业技术资格考试实施办法》

附件 9

医疗技术临床应用安全监督　教学大纲

课程编号：医疗 2013-009　　　　　　学时：2

一、大纲说明

（一）教学对象

设区的市、县级卫生监督机构基层复合型卫生监督人才。

（二）教学方式

网络讲座。

（三）考核方式

试题考核。

二、教学内容与要求

（一）教学目的

通过本课程的教学，使卫生监督员了解医疗技术的概念、医疗技术分类及手术分级标准，熟悉二、三类医疗技术临床应用的基本规则，掌握器官移植、临床基因扩增检验等医疗技术临床应用监督检查要领和违法责任追究，提高医疗监督的专业化、精细化水平。

（二）教学内容

1. 概述。

（1）医疗技术的概念。

（2）医疗技术的分类管理：介绍医疗技术分类的标准及管理要求，三类医疗技术管理的目录。

（3）手术的分级管理：介绍手术的概念，手术分级标准及管理要求。

2. 医疗技术临床应用的审核和审定　分别介绍二、三类医疗技术临床应用的审核和审定程序，重点介绍医疗技术临床应用第三方审核和卫生行政审定的程序，卫生部公布的第三类医疗技术第三方审核机构名单。

3. 医疗技术临床应用监督。

（1）机构开展二、三类医疗技术资质的监督。

（2）人员开展医疗技术资质的监督。

（3）相关质量管控措施落实情况的监督。

（4）信息报告的监督。

以人体器官移植、心血管疾病介入诊疗技术、PCR 技术等为例介绍医疗技术临床应用监督的要点及方法。性病诊疗的监督参见传染病防治卫生监督大纲相关内容。

4. 典型案例　介绍未经批准开展二、三类医疗技术的典型案例，讲解法律适用。

5. 医疗技术临床应用监督的难点及建议。

（三）教学要求

1. 掌握。

（1）人体器官移植的监督要点及方法。

（2）临床基因扩增检验技术的监督要点及方法。

（2）未经批准擅自开展二、三类医疗技术的法律适用。

2. 熟悉。

（1）卫生部公布的首批三类医疗技术目录。

（2）医疗机构开展二、三类医疗技术资质的监督。

（3）开展医疗技术医务人员资质的监督。

（4）相关质量管控措施落实情况的监督。

（5）信息报告的监督。

3. 了解。

（1）医疗技术的概念。

（2）医疗技术分类的标准及管理要求。

（3）手术分级管理。

（4）医疗技术临床应用的审核和审定。

三、参考资料

《中华人民共和国执业医师法》

《医疗机构管理条例》

《人体器官移植管理条例》

《医疗技术临床应用管理办法》

《手术分级管理办法》（试行）

《心血管疾病介入诊疗技术管理规范》

《医疗机构临床基因扩增检验实验室管理办法》

《临床技术操作规范》

附件 10

母婴保健技术监督　教学大纲

课程编号：医疗 2013-010　　　　学时：2

一、大纲说明

（一）教学对象

设区的市、县级卫生监督机构基层复合型卫生监督人才。

（二）教学方式

网络讲座。

（三）考核方式

试题考核。

二、教学内容与要求

（一）教学目的

通过本课程的教学，使卫生监督员了解母婴保健技术服务监管的法律规定，熟悉母婴保健技术服务机构许可及人员资格准入条件、程序，掌握母婴保健技术现场执法监督技巧，提高对母婴保健技术服务领域常见违法行为的发现能力和查处水平。

（二）教学内容

1. 概述。

（1）介绍母婴保健相关概念。

（2）母婴保健技术服务监管的法律制度。

（3）母婴保健技术服务许可：介绍母婴保健技术服务机构及人员资格准入条件、程序及许可的具体项目；图片展示《母婴保健技术服务执业许可证》和《母婴保健技术服务考核合格证》。

（4）母婴保健医学技术鉴定：简要介绍母婴保健医学技术鉴定范围及程序。

2. 母婴保健专项技术监督。

（1）母婴保健专项技术的监督要点及方法：分别介绍产前诊断和遗传病诊断，婚前医学检查，助产技术服务，终止妊娠和结扎手术的监督要点及检查方法。母婴保健相关医院感染监督参见传染病防治卫生监督大纲相关内容。

（2）未经批准开展母婴保健技术服务的法律责任。

3. 其他母婴保健技术服务的监督。

（1）新生儿疾病筛查技术的监督：介绍新生儿疾病筛查机构和人员的执业规则，常见违法行为及法律责任。

（2）胎儿性别鉴定的监管：介绍医学需要的胎儿性别鉴定的条件和终止14周孕以上妊娠的条件，非法开展胎儿性别鉴定和选择性别终止妊娠的法律责任。

（3）母乳代用品的监管：简要介绍母乳代用品的管理要求及违法行为的责任追究。

4. 医疗机构开展计划生育技术的监督。

（1）母婴保健技术服务与计划生育技术服务的区别和联系。

（2）医疗机构开展计划生育技术服务项目的审批。

（3）医疗机构违规计划生育技术服务项目的法律责任。

5. 典型案件　列举未经批准母婴保健技术的典型案件，讲解办案要领。

（三）教学要求

1. 掌握。

（1）未经批准开展母婴保健技术的办案要领。

（2）非法开展母婴保健专项技术的法律责任。

（3）非法进行胎儿性别鉴定的法律责任。

2. 熟悉。

（1）母婴保健技术服务机构及人员准入条件。

（2）终止妊娠和结扎手术、助产技术、婚前医学检查、产前诊断和遗传病诊断的监督要点及方法。

（3）医学需要的胎儿性别鉴定的条件和终止14周孕以上妊娠的条件。

（4）母婴保健技术服务与计划生育技术服务的区别和联系。

（5）医疗机构开展计划生育技术服务项目的审批。

（6）医疗机构违规开展计划生育技术服务项目的法律责任。

3. 了解。

（1）母婴保健专项技术的概念。

（2）母婴保健技术服务监管的法律制度。

（3）母婴保健医学技术鉴定的程序。

（4）新生儿疾病筛查机构和人员执业规则。

（5）母乳代用品的监管。

三、参考资料

《中华人民共和国母婴保健法》

《中华人民共和国母婴保健法实施办法》

《中华人民共和国人口与计划生育法》

《计划生育技术服务管理条例》

《计划生育技术服务管理条例实施细则》

《关于禁止非医学需要的胎儿性别鉴定和选择性别的人工终止妊娠的规定》

《产前诊断技术管理办法》

《农村助产人员管理条例（试行）》

《母乳代用品销售管理办法》

《母婴保健医学技术鉴定管理办法》

《母婴保健专项技术服务许可及人员资格管理办法》

《新生儿疾病筛查管理办法》

附件 11

医疗美容监督　教学大纲

课程编号：医疗 2013-011　　　　学时：2

一、大纲说明

（一）教学对象

设区的市、县级卫生监督机构基层复合型卫生监督人才。

（二）教学方式

网络讲座。

（三）考核方式

试题考核。

二、教学内容与要求

（一）教学目的

通过本课程的教学，使卫生监督员了解医疗美容的概念、医疗美容服务机构、科室基本标准，熟悉医疗美容服务项目、开展医疗美容的机构和人员资格条件，掌握违规开展医疗美容技术的查处，提高打击非法开展医疗美容服务活动的能力和水平。

（二）教学内容

1. 概述。

（1）医疗美容的相关概念：介绍医疗美容、美容医疗机构、主诊医师等相关概念。

（2）医疗美容与生活美容的区别。2. 开展医疗美容的基本条件　介绍美容医疗机构、医疗美容科（室）基本标准，医疗美容从业人员资格，重点介绍医疗美容主诊医师资格条件。

3. 医疗美容服务项目的实施　介绍医疗美容服务项目分级目录，重点介绍实施不同级别医疗美容项目的机构要求。

4. 违规开展医疗美容服务的查处　介绍常见的违法违规开展医疗美容服务的行为及行政处罚（包括对机构和个人的处罚）

5. 典型案例。

（1）生活美容机构开展医疗美容服务的案件，讲解办案要领。

（2）医疗美容机构超范围开展医疗美容服务的案件，讲解办案要领。

（三）教学要求

1. 掌握。

（1）生活美容院开展医疗美容的行政处罚。

（2）医疗机构和人员超范围实施医疗美容技术项目的处理。

2. 熟悉。

（1）医疗美容技术项目目录。

（2）医疗美容主诊医师资格条件。

3. 了解。

（1）医疗美容的相关概念。

（2）医疗美容与生活美容的区别。

（3）美容医疗机构、医疗美容科（室）基本标准。

三、参考资料

《中华人民共和国执业医师法》

《医疗机构管理条例》

《医疗美容服务管理办法》

《美容医疗机构、医疗美容科（室）基本标准》（试行）

《临床技术操作规范》医疗美容分册

附件 12

人类辅助生殖技术监督　教学大纲

课程编号：医疗 2013-012　　　　学时：2

一、大纲说明

（一）教学对象

设区的市、县级卫生监督机构基层复合型卫生监督人才。

（二）教学方式

网络讲座。

（三）考核方式

试题考核。

二、教学内容与要求

（一）教学目的

通过本课程的教学，使卫生监督员了解人类辅助生殖技术的基本概念和发展现状，熟悉人类辅助生殖技术和人类精子库管理的相关法律规定及开展人类辅助生殖技术、人类精子库监督检查要点，掌握违规开展人类辅助生殖技术的办案技巧。

（二）教学内容

1. 概述。

（1）相关概念：介绍人类辅助生殖技术和人类精子库的相关概念。

（2）人类辅助生殖技术和人类精子库操作流程：简要介绍人工授精、体外授精—胚胎移植技术及其衍生技术、人类精子库操作流程。

（3）人类辅助生殖技术和人类精子库的许可。

2. 人类辅助生殖技术的监督。

（1）人类辅助生殖技术监管的法律依据。

（2）人类辅助生殖技术的监督要点及方法：介绍开展丈夫精液人工授精技术、供精人工授精技术、体外受精-胚胎移植技术及其衍生技术机构的检查要点及方法。展示实施人类辅助生殖技术常用的主要耗材、设备、试剂等图片。

3. 人类精子库的监督。

（1）人类精子库监管的主要依据。

（2）人类精子库的监督要点及方法：重点介绍精子入库、冻存、发放等重点环节监督检查要点及方法。

4. 违法行为处理　介绍违反人类辅助生殖技术和人类精子库管理的处理依据；列举未经批准擅自开展人类辅助生殖技术的案例和超出批准范围开展人类辅助生殖技术案例，讲解办案要领，分析法律适用。

（三）教学要求

1. 掌握。

（1）未经批准擅自开展人类辅助生殖技术的查处。

（2）超出批准范围开展人类辅助生殖技术的查处。

2. 熟悉。

（1）人类辅助生殖技术、人类精子库操作流程。

（2）人类辅助生殖技术和人类精子库许可相关规定。

（3）人类辅助生殖技术的监督要点及方法。

（4）人类精子库的监督要点及方法。

3. 了解。

（1）人类辅助生殖技术的概念。

（2）人类辅助生殖技术与人类精子库相关技术规范、基本标准和伦理原则。

三、参考资料

《中华人民共和国执业医师法》

《医疗机构管理条例》

《人类辅助生殖技术管理办法》

《人类精子库管理办法》

《临床技术操作规范》辅助生殖技术和精子库分册

附件 13

采供血服务监督概述　教学大纲

课程编号：医疗 2013-013　　　　　学时：1.5

一、大纲说明

（一）教学对象

设区的市、县级卫生监督机构基层复合型卫生监督人才。

（二）教学方式

网络讲座。

（三）考核方式

试题考核。

二、教学内容与要求

（一）教学目的

通过本课程的教学，使卫生监督员了解临床用血及血液制品相关基础知识、采供血服务管理体系，熟悉采供血服务监管的法律、法规、规范、标准及采供血机构的设置与管理要求，提高基层卫生监督机构对血液安全的全方位监管能力。

（二）教学内容

1. 血液及成分概述。

（1）血液的分类及功效。

（2）血液制品的品种及功效。

2. 采供血监督与管理。

（1）采供血服务体系。

（2）采供血监督与管理的发展现状。

（3）采供血机构的设置审批、登记。

3. 采供血监管的法律体系。

（1）临床用血管理相关法律制度：介绍血站、临床用血的相关法律制度，重点介绍《献血法》、《血站管理办法》、《医疗机构临床用血管理办法》中重点法律条款的立法背景和目的。

（2）单采原料血浆管理相关法律制度：

介绍单采原料血浆管理相关法律制度，重点介绍《血液制品管理条例》、《单采血浆站管理办法》中的重点法律条款的立法背景和目的。

（三）教学要求

1. 熟悉。

（1）临床用血相关法律制度。

（2）单采血浆管理相关法律制度。

（3）采供血机构的设置审批、登记。

2. 了解。

（1）血液的分类及功效。

（2）血液制品的品种及功效。

（3）采供血服务的体系。

（4）采供血监督与管理的发展现状。

三、参考资料

《中华人民共和国献血法》

《血液制品管理条例》

《血站管理办法》

《单采血浆站管理办法》

《中华人民共和国药典》（2010 版）

附件 14

血站卫生监督　教学大纲

课程编号：医疗 2013-014　　　　学时：2

一、大纲说明

（一）教学对象

设区的市、县级卫生监督机构基层复合型卫生监督人才。

（二）教学方式

网络讲座。

（三）考核方式

试题考核。

二、教学内容与要求

（一）教学目的

通过本课程的教学，使卫生监督员了解血站采供血服务流程，熟悉血站日常监督的重点环节，掌握监督检查的要点、方法和违法行为的处理。

（二）教学内容

1. 血站监督概述。

（1）血站的概念、分类。

（2）血站在采供血服务中的重要作用。

（3）血站采供血服务的业务流程。

2. 血站监督的法律依据　介绍《中华人民共和国刑法》、《中华人民共和国献血法》、《血站管理办法》中与血液监督有关的内容，重点介绍一些有修订的内容和罚则。

3. 血站的监督要点。

（1）资质的监督：①机构资质的监督，介绍血站执业许可证的内容和范围，重点说明分支机构、固定采血点、流动采血车、储血点的批准或备案规定；②血液检测实验室资质要求；③人员资质的监督，介绍血站从业人员岗位资质要求；④物料资质的监督，介绍采供血中所需一次性耗材、消毒产品等的索证验证。

（2）血液采集的监督：①供血人员的年龄及健康要求，重点讲解《献血者健康检查要求》GB18467-2011 对供血人员年龄及身体健康情况的要求及核实信息真实性的方法；②血液采集量的监督，讲解血液采集量的计算方法及检查方法；③间隔时间，重点讲解采集全血、血小板等成分血不同的间隔要求；④献血记录、血袋标签的要求。

（3）血液检测的监督：①血液检测标本管理的监督，介绍标本的接收、登记、保存、处理的有关规定，重点介绍检测呈反应性标本的处理要求；②血液检测项目及方法的监督。简要介绍现行血液检测项目及方法要求。重点介绍如何通过试剂消耗等发现不按规定开展血液检测的行为；③实验室生物安全的监督。参见传染病防治卫生监督大纲。

（4）血液制备的监督（制度、流程、记录、交接）。

（5）血液出入库管理的监督：介绍血液的隔离、保存、发放、运输、库存管理、收回、不良反应及不合格血液管理等相关要求以及血液调配的相关规定。医疗废物、污水处理的监督参见传染病卫生监督大纲。

（6）血站传染病报告的监督：介绍应报病种、程序、时限及方法，与常规传染病疫情报告的区别及注意事项。

4. 采血车、采血屋的监督（介绍所需设备及相关流程等）。

5. 特殊血液采集的监督　简要介绍脐带血采集的机构、采集人员的要求及违规采集脐带血的法律责任。

6. 案例分析　列举非法设立血站采血及血站违规采供血的案例，讲解违法行为判断及处罚的关键点。

（三）教学要求

1. 掌握。

（1）非法设立血站采血的卫生行政处罚。

（2）血站违规采供血的行政处罚。

2. 熟悉。

（1）一般血站资质的监督。

（2）一般血站血液采集的监督。

（3）血液检测的监督。

（4）血液出入库的监督。

（5）血液制备的监督。

（6）血站传染病报告的监督。

3. 了解。

（1）血站的概念、分类。

（2）血站在采供血服务中的重要作用。

（3）血站采供血服务的业务流程。

（4）采血车、采血屋的监督。

（5）特殊血液采集的监督。

三、参考资料

《中华人民共和国献血法》
《血站管理办法》
《血站质量管理规范》
《血站基本标准》
《献血者健康检查要求》GB18467-2011
《血站技术操作规程（2012 版）》
《血液储存要求》WS 399-2012
《血液运输要求》WS/T 400-2012
《献血场所配置要求》WS/T 401-2012
《脐带血造血干细胞库管理办法》
《脐带血造血干细胞库技术规范》
《传染病信息报告管理规范》

附件 15

单采血浆站卫生监督　教学大纲

课程编号：医疗 2013-015　　　　学时：2

一、大纲说明

（一）教学对象

设区的市、县级卫生监督机构基层复合型卫生监督人才。

（二）教学方式

网络讲座。

（三）考核方式

试题考核。

二、教学内容与要求

（一）教学目的

通过本课程的教学，使卫生监督员熟悉与单采血浆站监督管理相关的法律制度，掌握单采血浆站日常性卫生监督的主要内容和检查方法，提高对常见违法违规采供原料血浆行为的发现和处理能力。

（二）教学内容

1. 概述。

（1）单采血浆站的概念。

（2）单采血浆站在血液制品生产中的重要作用。

（3）原料血浆采集的业务流程。

2. 单采血浆站监督的法律依据　对《血液制品管理条例》、《单采血浆站管理办法》、《中华人民共和国刑法》对血液领域犯罪的相关规定及《单采血浆站质量管理规范》、《单采血浆站技术操作规程（2011 版）》、《2010 年版药典中关于血液制品生产用人血浆部分》等相关内容进行介绍。

3. 单采血浆站的日常监督。

（1）资质的监督：介绍单采血浆站机构资质、人员资质和耗材等物品的索证要求。

（2）血源管理的监督：①供血浆者的监督（年龄、区域、健康状况等要求以及《供血浆证》的办理）；②身份识别的监督；③供血浆档案管理的监督，介绍浆站应建立的相关档案及要求，并重点讲解各档案信息之间的逻辑关系。

（3）血浆采集的监督：①供浆者体检的监督，介绍所需体检项目及必备的体检设备，强调设备校验的重要性，重点讲解对健康征询及体检真实性的核查方法；②采浆现场的监督，对采浆护士与采浆机的配备、抢救药品的储备情况、耗材使用后的暂存、运输和处理、采浆室的消毒要求、特免浆的采集要求进行介绍。重点介绍供浆员身份核实及单份次采浆量核对的方法。

（4）检验的监督：①标本管理的监督。介绍标本的接收、登记、保存、处理的有关规定，重点介绍艾滋病检测呈反应性标本的处理要求；②试剂管理的监督，介绍试剂的索证、出入库、保存条件、数目的核对以及过期后的处理等；③检验项目的监督，介绍核实检验项目的检查方法，重点介绍血浆（清）蛋白电泳、血红蛋白检测要求；④实验室生物安全的监督。参见传染病防治卫生监督大纲。

（5）血浆储存的监督：介绍对冻库外温度监测、高温报警装置及运输交接、监测记录的检查。

（6）传染病报告的监督：介绍应报病种、程序、时限及方法，与常规传染病疫情报告的区别及注意事项。

（7）报废血浆处理的监督：医疗废物、污水处理的监督参见传染病卫生监督大纲。

4. 案例分析　介绍违法违规采集原料血浆的处罚案例。

（三）教学要求

1. 掌握。

（1）单采血浆站机构、人员和耗材资质的监督。

（2）血浆采集的监督。

（3）检验项目的监督。

（4）违法违规采集原料血浆的行政处罚。

2. 熟悉。

（1）单采血浆站监督的法律依据。

（2）血浆储存的监督。

（3）传染病报告的监督。

（4）检验标本和试剂管理的监督。

（5）报废血浆处理的监督。

3. 了解。

（1）单采血浆站的概念。

（2）单采血浆站在血液制品生产中的重要作用。

（3）原料血浆采集的业务流程。

三、参考资料

《血液制品管理条例》

《单采血浆站管理办法》

《单采血浆站质量管理规范》

《单采血浆站基本标准》

《单采血浆站技术操作规程（2011 版）》

《2010 年版药典中关于血液制品生产用人血浆部分》

《传染病信息报告管理规范》

《医疗卫生机构医疗废物管理办法》

《医疗废物管理条例》

附件 16

医疗机构临床用血监督　教学大纲

课程编号：医疗 2013-016　　　　　学时：1.5

一、大纲说明

（一）教学对象

设区的市、县级卫生监督机构基层复合型卫生监督人才。

（二）教学方式

网络讲座。

（三）考核方式

试题考核。

二、教学内容与要求

（一）教学目的

通过本课程的教学，使卫生监督员了解医疗机构临床用血的管理、流程，熟悉医疗机构临床用血安全监管的重点环节，掌握监督检查的要点、方法和违法行为的处理。

（二）教学内容

1. 医疗机构临床用血概述。

（1）医疗机构在采供血服务中的角色。

（2）医疗机构临床用血的组织管理。

（3）医疗机构临床用血业务流程。

2. 医疗机构临床用血监督的法律依据　介绍医疗机构临床用血相关法律依据，重点介绍新颁的《医疗机构临床用血管理办法》中修订的法律条款、法律责任追究条款。

3. 医疗机构临床用血监督要点及方法。

（1）血液来源的监督：介绍血液来源追踪检查的方法，非法采血的常见情形及违法线索查找、医疗机构临时调剂血液和应急采血的监督。

（2）血液储存的监督：介绍储血室环境、储血设备、不同血液成分储存要求及监督监测方法。

（3）输血相关医学文书的监督：介绍用血申请单、输血治疗知情同意书、输血记录单、输血相关病历记录、输血不良反馈回报单等的填写及血液出入库登记等相关资料保存要求等。

（4）自体输血的监督。

4. 案例分析：介绍医疗机构非法采集血液、血液储存和运输不符合国家规定的卫生标准等处罚案例，分析法律适用。

（三）教学要求

1. 掌握。

（1）医疗机构临床用血来源的监督。

（2）血液储存的监督。

（3）违反临床用血管理规定的行政处罚。

2. 熟悉。

（1）临床用血监督的法律依据。

（2）输血相关医学文书的监督。

3. 了解。

（1）医疗机构在采供血服务中的角色。

（2）医疗机构临床用血的组织管理。

（3）医疗机构临床用血业务流程。

（4）自体输血的监督。

三、参考资料

《中华人民共和国献血法》

《临床用血管理办法》

《临床输血技术规范》

《血液储存要求》WS 399-2012

《血液运输要求》WS/T 400-2012

附件 17

医疗事故处理与卫生监督　教学大纲

课程编号：医疗 2013-017　　　　学时：0.5

一、大纲说明

（一）教学对象

设区的市、县级卫生监督机构基层复合型卫生监督人才。

（二）教学方式

网络讲座。

（三）考核方式

试题考核。

二、教学内容与要求

（一）教学目的

通过本课程的教学，使卫生监督员了解医疗事故鉴定的程序，掌握卫生监督机构在医疗事故处理中的职责和程序，学会正确运用法律法规对医疗事故的预防及处理工作进行监督，区分行政处理与执法监督的不同，提高卫生监督人员在医疗事故处理中的监督能力。

（二）教学内容

1. 涉及医疗事故的法律、法规及规范性文件（包括相关司法解释、卫生部批复）

2. 医疗事故的定义及分级。

3. 医疗事故的处理原则。

4. 医疗事故鉴定的程序。

5. 医疗事故预防与处理的卫生监督要点。

（1）预防医疗事故的卫生监督内容。

（2）发生医疗事故后的监督要点、程序及方法。

6. 医疗事故的行政责任追究。

（1）医疗事故的行政处分与处罚。介绍医疗事故责任单位和个人的行政责任追究，行政处分与处罚联系、区别。

（2）卫生监督在医疗事故处理中的法律责任。

（3）涉嫌刑事犯罪的移送（参见大纲 2013-018）。

（三）教学要求

1. 掌握。

（1）医疗事故责任单位和个人的行政处罚。

（2）卫生监督在医疗事故处理中的法律责任。

2. 熟悉。

（1）预防医疗事故的卫生监督内容。

（2）发生医疗事故后的监督要点、程序及方法。

（3）医疗事故责任人员的行政处分。

3. 了解。

（1）涉及医疗事故的法律规范。

（2）医疗事故的定义和分级。

（3）医疗事故的处理原则。

（4）医疗事故鉴定的程序。

三、参考资料

《中华人民共和国行政处罚法》

《医疗事故管理条例》

《卫生行政处罚程序》

附件 18

医疗、采供血涉嫌犯罪移送解析　教学大纲

课程编号：医疗 2013-018　　　　学时：2

一、大纲说明

（一）教学对象

设区的市、县级卫生监督机构基层复合型卫生监督人才。

（二）教学方式

网络讲座。

（三）考核方式

试题考核。

二、教学内容与要求

（一）教学目的

通过本课程的教学，使卫生监督员了解与医疗、采供血相关犯罪的罪名、主要特征、构成要件，熟悉医疗服务监督中常用罪名之间的区别，掌握涉嫌犯罪移送的程序和要求，防范医疗卫生执法过程中被刑事问责风险。

（二）教学内容

1. 医疗、采供血活动中常见罪名分析　介绍刑法中与医疗、采供血相关的罪名、主要特征、犯罪构成关键点，对重点问题进行解析。

2. 医疗服务监督常用相邻罪名解析　介绍医疗服务监督中常用罪名之间的区别界限。

3. 医疗、采供血涉嫌犯罪移送　介绍医疗、采供血涉嫌犯罪卫生行政执法部门移送司法的程序、时限、证据资料及文书等要求。

4. 医疗服务执法监督涉嫌犯罪常见罪名界定及辨析要点。

（1）渎职罪：介绍滥用职权罪、玩忽职守罪的犯罪构成，对重点问题进行解析。

（2）非法搜查罪：介绍非法搜查罪的犯罪构成，对重点问题进行解析。

（3）渎职侵权犯罪刑事问责抗辩要点。

（三）教学要求

1. 掌握。

医疗、采供血涉嫌犯罪卫生行政执法部门移送司法的程序、时限、相关资料及文书制作要领。

2. 熟悉。

（1）医疗、采供血活动中常见罪名。

（2）医疗服务监督常用罪名之间的区别。

3. 了解。

（1）医疗、采供血涉嫌犯罪罪名、主要特征及关键点。

（2）渎职罪的犯罪构成。

（3）非法搜查罪的犯罪构成。

（4）渎职侵权犯罪刑事问责抗辩要点。

三、参考资料

《中华人民共和国刑法》

《卫生行政执法涉嫌犯罪案件移送工作参考指南》

附件 19

打击非法行医典型案例分析　教学大纲

课程编号：医疗 2013-019　　　　　学时：3

一、大纲说明

（一）教学对象

设区的市、县级卫生监督机构基层复合型卫生监督人才。

（二）教学方式

网络讲座。

（三）考核方式

无。

二、教学内容与要求

（一）教学目的

通过本课程教学，分析打击非法行医中的典型案例，使卫生监督员熟悉打击非法行医办案流程，掌握违法主体和违法事实认定，正确适用法律。

（二）教学内容

1. 未取得医疗机构执业许可证开展诊疗活动案例分析。
2. 非医师行医案例分析。
3. 医疗机构超出登记范围开展诊疗活动案例分析。
4. 医疗机构使用非卫生技术人员案例分析。
5. 非法鉴定胎儿性别案例分析。
6. 非法开展医疗美容活动案例分析。
7. 药店非法行医案例分析。

（三）教学要求

1. 掌握。

（1）非法行医违法主体认定。

（2）非法行医违法事实认定。

（3）不同非法行医行为的法律适用。

2. 熟悉　打击非法行医办案的流程。

三、参考资料

基层复合型卫生监督人才培训课程规划书
（卫生行政处罚案例分析）

一、卫生行政处罚工作概述

（一）卫生行政处罚概念

卫生行政处罚，是指卫生行政部门或者法律法规授权的组织，依照法律、行政法规、地方性法规和规章的规定，对公民、法人或其他组织违反卫生法律法规的违法行为给予制裁的具体行政行为。

1. 实施卫生行政处罚的主体是具有卫生行政处罚权的卫生行政部门或法律法规授权的组织，在法定的职权范围内，依据法定的程序实施卫生行政处罚。

2. 卫生行政处罚的对象是违反卫生行政秩序、依法应当给予卫生行政处罚的相对人，包括公民、法人或其他组织。

3. 卫生行政处罚的前提是卫生行政相对方实施了违反卫生行政法律规范的行为。

4. 卫生行政处罚的性质，是一种以惩戒违法为目的的具有制裁性质的具体行政行为。其制裁性体现在：对违法相对方权益的限制、剥夺，或者对其科以新的义务。

（二）卫生行政处罚的种类

根据《中华人民共和国行政处罚法》（以下简称《行政处罚法》）和卫生法律、法规的规定，卫生行政处罚的种类主要有：

1. 警告。

2. 罚款。

3. 没收违法所得、没收非法所得。

4. 责令停产或者暂停执业活动。

5. 吊销卫生许可证或执业许可证。

6. 法律法规规定的其他行政处罚。

（三）卫生行政处罚的原则

根据我国《行政处罚法》和卫生部《卫生行政处罚程序》的规定，实施卫生行政处罚，应当遵循处罚法定原则、公正公开、过罚相当原则、处罚与教育相结合原则、处罚救济原则。

（四）卫生行政处罚的依据

1. 法律　包括《中华人民共和国传染病防治法》、《中华人民共和国母婴保健法》、《中华人民共和国食品安全法》、《中华人民共和国献血法》、《中华人民共和国执业医师法》、《中华人民共和国职业病防治法》和《中华人民共和国国境卫生检疫法》等11部法律。

2. 卫生行政法规　包括《公共场所卫生管理条例》、《学习卫生工作条例》、《医疗机构管理条例》等39件行政法规。

3. 部门规章　包括《饮用水管理办法》、《消毒管理办法》等138多项部门规章。

4. 卫生标准和卫生规范。

（五）卫生行政处罚程序

根据我国《行政处罚法》和卫生部《卫生行政处罚程序》的规定，卫生行政处罚程序分为一般程序、听证程序和简易程序。

1. 一般程序是卫生行政处罚主要涉及的一类程序，对于除了可以适用简易程序和部分可以适用听证程序的案件外，其他都应适用一般程序进行处理。一般程序包括：受理、立案、案件调查、合议、告知、陈述申辩、决定、送达、执行、结案等十个环节。

2. 听证程序是指卫生行政部门作出责令停产或暂停执业活动、吊销许可证或者执业许可证、较大数额罚款、较大数额没收违法所得或非法所得的行政处罚决定之前，由行政机关指派专人听取案件调查人和当事人就案件事实、处罚理由及使用依据进行阐述、质证和辩论的法定程序。

3. 简易程序是指对违反卫生法律法规规范的行为事实当场处罚的步骤、方式和顺序等各种规则的总和。

二、基层卫生监督机构及卫生监督员岗位职责分析

根据《行政处罚法》和《卫生行政处罚程序》，县级以上卫生行政机关负责查处所辖区域内的违反卫生法律、法规、规章的案件，上级卫生行政机关移交或指定管辖的案件查处工作。

（一）受理与立案

卫生行政机关对在卫生监督管理中发现的、卫生机构监测报告发现的、社会举报的以及上级卫生行政机关交办、下级卫生行政机关报请的或者有关部门移送的有明确的违法行为人或者危害后果、有来源可靠的事实依据、属于卫生行政处罚的范围、属于本机关管辖案件，应予受理并在7日内立案。

（二）案件调查

对于依法给予卫生行政处罚的违法行为，卫生行政机关应当组织卫生执法人员进行案件调查，通过询问当事人和证人，向有关单位和个人调去资料，责令当事人提供证据材料，现场勘验和检查，抄录和复印，录音、录像和拍照，抽样取证和鉴定等收集证据，制作

《案件调查终结报告》，并根据违法事实，有关法律法规和规章的规定，提出处理意见，案件承办单位负责人进行审核。

（三）合议

对违法行为的事实、性质、情节、及社会危害程度、法律适用、处罚裁量以及《行政处罚法》所规定的从轻、减轻处罚、从重处罚、不予处罚等情形予以讨论。对于重大、复杂的行政处罚案件，应当由卫生行政机关负责人集体讨论决定。

（四）告知

在做出行政处罚决定前，告知当事人将要做出的行政处罚决定的事实、理由、依据以及当事人依法享有陈述申辩的权利。

（五）组织听证

卫生行政机关在作出的责令停产停业、吊销许可证或者较大数额罚款等行政处罚决定前，应当告知当事人有要求举行听证的权利。当事人要求听证的，卫生行政机关应当组织听证，并制作笔录。卫生行政机关根据听证情况进行复核，违法事实清楚的，依法作出行政处罚决定；违法事实与原来认定有出入的，可以进行调查核实，在查清事实后，作出行政处罚决定。

（六）处罚决定

对当事人违法事实已查清，依据卫生法律、法规、规章的规定应给予行政处罚的，承办人应起草行政处罚决定书文稿，报卫生行政机关负责人审批。卫生行政机关负责人应根据情节轻重及具体情况作出行政处罚决定。

（七）送达

卫生行政部门依照有关规定的程序，以直接送达、留置送达、邮寄送达、委托送达、转交送达和公告送达等方式，将行政处罚过程中制作的各类行政处罚法律文书送交管理相对人。

（八）执行与结案

卫生行政处罚决定作出后，当事人应当在处罚决定的期限内予以履行。当事人在法定期限内不申请行政复议或者不提起行政诉讼又不履行的，卫生行政机关采取每日按罚款数额的百分之三加处罚款或申请人民法院强制执行等措施。卫生行政处罚决定履行或者执行后，承办人制作结案报告，并将有关案件材料整理归档保存。

三、所需能力、技能、知识及政策分析

（一）熟练掌握和运用有关的国家法律、法规、规章、国家标准、技术规范等知识。

（二）掌握医疗机构、采供血机构、公共场所卫生、学校卫生、职业卫生、饮用水卫生专业预防性卫生监督、经常性卫生监督、卫生许可、卫生监测、卫生行政处罚的内容、方法、工作程序。

（三）熟练掌握卫生行政处罚法定程序、违法案件调查取证技术，规范化制作卫生行政执法文书。要求做到违法主体、事实认定准确、法律适用正确、证据确实充分、程序合法正当、说理完善、文书制作规范。

1. 违法主体认定　准确认定公民（自然人）、法人或其他组织的主体资格。

2. 违法事实认定　准确认定违反某一卫生法律规范的特定行为，违法事实成立要件齐全。避免违法事实没有认定、违法事实认定“避重就轻”及违法事实认定不当等现象。

3. 行政证据　熟练掌握书证、物证、视听资料、当事人陈述、鉴定结论、勘验笔录和现场检查笔录、电子证据等证据资料的取证原则和方法。依法、完整、规范提取给案证据，形成证据链。

4. 行政处罚程序　按照《行政处罚法》和卫生部《卫生行政处罚程序》的规定，熟练掌握卫生行政处罚一般程序、听证程序和简易程序的具体操作规程。

5. 行政强制措施　熟练掌握封存、扣押、登记保存、查封账册、查询或冻结银行存款、抽样取证、对经营场所进行检查及询问当事人等行政强制错的使用和处理。

6. 法律适用　根据案件认定的违法事实，能规范、全面准确适用法律、法规和规章。

7. 行政裁量　根据《行政处罚法》所规定的从轻、减轻处罚、从重处罚、不予处罚等情形，正确理解处罚过程中所要考量的自由裁量因素。

四、培养目标

通过典型案例教学，使基层卫生监督员熟练掌握实施卫生行政处罚的基本技能，切实提高卫生监督员调查取证、行政强制、卫生行政处罚复议、诉讼的应诉、案件移送、部门协调配合及应对干扰卫生行政处罚等综合办案能力和执法水平，建立一支认识统一、行为规范的卫生监督复合型人才队伍，满足基层卫生监督执法工作的需要。

2015 年底，市、县级卫生监督机构培养不少于 50000 名具备综合卫生监督专业知识、掌握违法案件调查处理技能的基层复合型卫生监督人才，进一步提高基层卫生监督执法素质和能力。

五、课程规划

课程序号	课程名称	学时	课程概述	教学大纲	推荐师资及所属单位
案例2013-001	网络非医师行医案案例分析	1.5	通过本课程的教学，使卫生监督员了解网络非医师行医案的查办过程，掌握网络非法行医违法主体、违法事实、违法所得的认定，以及调查取证的基本要求和电子证据、网络证据提取的方式方法，熟悉行政处罚、行政复议和执行前财产保全的相关规定	见附件 1	略

续 表

课程序号	课程名称	学时	课程概述	教学大纲	推荐师资及所属单位
案例 2013-002	一起生产、销售无卫生许可批准文件的涉及饮用水卫生安全产品案案例分析	1.5	通过本课程的教学，使卫生监督员了解涉及饮用水卫生安全产品卫生监督执法要点；掌握涉及饮用水卫生安全产品案件中主、客体认定，调查取证，法律适用以及执法文书制作技能，提高涉及饮用水卫生安全产品案件的办案思路和办案能力	见附件 2	略
案例 2013-003	非法为他人施行计划生育手术等案案例分析	1.5	通过本课程的教学，使卫生监督员了解非法为他人施行计划生育手术违法行为案件的查办过程，掌握如何进行调查取证，正确认定违法事实和非法所得，正确适用法律，提高违反计划生育法律法规案件的办案能力	见附件 3	略
案例 2013-004	一起非法医疗美容案案例分析	1.5	通过本课程的教学，使卫生监督员了解租用酒店客房开展非法医疗美容案的查办过程，掌握调查取证的基本要求和新型非法医疗美容案例的特点及查办方法，熟悉医疗美容制度、行政处罚的相关规定，进一步提高卫生监督执法能力	见附件 4	略
案例 2013-005	一例多次非法行医涉嫌犯罪移送司法案案例分析	1.5	通过本课程的教学，使卫生监督员了解卫生行政部门与公安部门在非法行医涉嫌犯罪案件查处过程中的职责分工与衔接要求，掌握非法行医证据采集方式方法，掌握非法行医涉嫌犯罪案件构成要件、移送司法依据和程序	见附件 5	略

附件 1

网络非医师行医案案例分析　教学大纲

课程编号：案例 2013-001　　　　学时：1.5

一、大纲说明

（一）教学对象

设区的市级、县级卫生监督机构基层复合型卫生监督人才。

（二）教学方式

网络讲座。

（三）考核方式

案例分析试题。

二、教学内容与要求

（一）教学目的

通过本课程的教学，使卫生监督员了解该起网络非医师行医案的查办过程，掌握调查取证的基本要求和电子证据、网络证据提取的方式方法，熟悉行政处罚、行政复议和执行前财产保全的相关规定，进一步提高卫生监督执法能力。

（二）教学内容

1. 案件介绍　根据当地新闻媒体的一篇报道，及时开展了现场检查，获取名片、网页、徐某甲工作电脑内容等证据，依法对徐某甲涉嫌网络非医师行医活动进行立案调查。依法提取 22 类共一千多页的证据材料，形成完整证据链。并按照法定程序，实施 88000 元的行政处罚。

本案经历了当事人采取了割腕威胁及通过网络进行攻击和发布个人隐私等，并提请行政复议，针对当事人有转移财产嫌疑时，及时向法院提请强制执行前的财产保全，最后申请法院强制执行。

2. 案件办理要点。

（1）违法主体认定证据：根据网络提取的证据认定违法主体。

（2）违法事实认定证据：着重介绍在违法事实认定上所提取的电子证据、网页证据、当事人陈述、证人证言、书证物证等所证明的内容，形成完整的证据链。

（3）违法所得认定证据：着重介绍在违法所得认定上各类证据所证明的内容，采用医患双方一对一核定的方式确认违法所得。

（4）证据的提取形式：着重介绍采取或借鉴刑事办案的取证方式，实施异地跨区域调查，利用打击非法行医部门合作机制调取了非医师行医的某银行帐号的交易信息刑事取证方式，不同于以往在事实认定和违法所得核实时对病案的调查采取抽查核实的方式，根据已固定的“医案”对各病案进行书面调查，将当事人登记的病案信息和银行帐号交易信息、病案调查信息进行一对一的核实这一刑事方式认定的违法事实和违法所得。介绍了网络证据和电子证据的取证方式。采取公证取证、证据保全、电子证据转移及 U 盘封存签字确认和转化为书证等多种形式对电子证据和网络证据进行固定。

（5）案件的财产保全：讲解了通过网络监控发现有转移财产的嫌疑时，采取公证取证的方式对网络页面进行固定，依法向法院提请强制执行前的财产保全。

（6）案件的行政复议和行政强制：当事人依法提起行政复议，复议机构从维稳的角度进行调节，双方在申请人停止非法行医和消除网络影响的前提下，达成和解协议。由于本案当事人未能履行协议义务，最后依法提请强制执行。

3. 案件讨论。

（1）案件的新颖性：这是全省甚至可能是全国查处的首例通过网络的非医师行医案件，为查办网络非法行医积累经验；也是浙江省首例行政处罚程序中申请法院财产保全的案件，使案件能得以及时执行。

（2）法律适用争议：当事人在行政复议时，就法律适用提出争议，结合案例就查处非医师行医时是否适用《中华人民共和国执业医师法》进行剖析。

（3）违法所得认定：根据行医记录及银行账号转账交易记录，进行一对一的核对，在两者完全吻合的情况下予以认定。

（4）网络非法行医取证：网页证据和电子证据的提取，涉及个人隐私和客户保密，卫生行政部门借助于非法行医联合机制，通过公安等部门，获取当事人的邮箱和短信信息、QQ 信息和电话信息等以及快递寄药的相关信息。

（5）干扰行政执法的应对：当事人采用割腕威胁和网络攻击及偷拍偷录手段干扰办案，影响大，消除难。卫生行政部门及时向公安机关及有关部门报告，并通过网络及新闻媒体及时想社会公布案件查处情况。

（三）教学要求

1. 了解。

（1）网络非法行医案件的欺骗性和危害性。

（2）网络非法行医案件在取证及非法手段攻击的困难和应对之策。

（3）本案在行政复过程中的争议和观点。

2. 熟悉。

（1）网络非法行医案件的特点和查办难度。

（2）电子证据、网络证据的特征和取证的方法。

（4）借鉴刑事办案取证方式的应用和注意点。

（3）在案件查办过程中突发事件的应对策略。

3. 掌握。

（1）卫生行政处罚案件办理的基本要求。

（2）网络非法行医案件调查取证的原则和要点，事实认定和法律适用。

（3）行政复议、行政强制和申请财产保全的基本要求。

（4）卫生行政处罚相关文书的制作原则。

三、参考资料

《中华人民共和国行政处罚法》

《中华人民共和国行政强制法》

《卫生行政处罚程序》

《卫生行政执法文书规范》（2012 版）

《中华人民共和国执业医师法》

《医疗机构管理条例》

附件 2

一起生产、销售无卫生许可批准文件的涉及饮用水卫生安全产品案案例分析　教学大纲

课程编号：案例 2013-002　　　　　学时：1.5

一、大纲说明

（一）教学对象

设区的市级、县级卫生监督机构基层复合型卫生监督人才。

（二）教学方式

网络讲座。

（三）考核方式

案例分析试题，文书模拟制作。

二、教学内容与要求

（一）教学目的

通过涉及饮用水卫生安全产品案例教学，使卫生监督员掌握涉及饮用水卫生安全产品卫生监督执法要点；掌握涉及饮用水卫生安全产品案件中主、客体认定，调查取证，法律适用以及执法文书制作技能，进一步提高在涉及饮用水卫生安全产品监督执法中办案思路和办案能力。

（二）教学内容

1. 案情介绍　2010 年 8 月 9 日，宁波市卫生局收到上海市闵行区卫生局卫生监督所的一份《协查函》，8 月 13 日，对某公司涉嫌生产、销售无卫生许可批准文件的涉及饮用水卫生安全产品的行为进行立案，并对该公司依法进行现场检查，制作《现场检查笔录》并现场拍照取证。后经对相关人员询问以及调取有关销售凭证等，查明该公司的违法事实为：该公司自 2010 年 1 月至 2010 年 8 月 13 日无卫生许可批件，因生产、销售上述无涉及饮用水卫生安全产品卫生许可批件的凯马 KM-LS400 台、凯马 KM-GS 348 台台挂式管线饮水机，共获利人民币 10263. 17 元。2010 年 11 月 5 日，根据《生活饮用水卫生监督管理办法》第二十七条，依法对该公司作出罚款 13342. 12 元的行政处罚决定。

2. 办案要点。

（1）查询有关许可信息：该公司曾经依法取得 KM-UFZ 净水器的卫生许可批件。现场查获凯马 KM-LS、KM-LSD 温热管线饮水机及凯马 KM-GS 台挂式管线饮水机，属于输配水设备，应取得所在地省级卫生行政部门的许可批件。涉及饮用水卫生许可批件是针对某

一类产品而不是针对生产场地予以许可的。

（2）依法取证，形成证据链：根据办案思路，通过现场检查、现场拍照，对当事人的委托人和会计的询问等收集了证明违法事实的相关证据；通过出具相对人材料通知书、提取管线饮水机销售统计表原件、提取增值税专用发票复印件，收集了违法所得的相关证据；通过提取工商营业执照、身份证复印件等收集了当事人主体资格的相关证据。

（3）违法所得的认定：依照《最高人民法院关于生产、销售伪劣产品刑事案件如何认定“违法所得数额”的批复（1995年7月5日法复［1995］3号）》，违法所得数额是指生产、销售伪劣商品获利的数额，认定该公司因生产、销售无卫生许可批准文件的涉水产品获取的违法所得为扣除成本后获利的数额。

（4）处罚的自由裁量：经查该公司过去未曾发生过相同的违法行为，属于《宁波市行政处罚自由裁量权行使规则》第十一条第（三）项规定从轻处罚情形；且该公司有悔过整改的表现，是处罚过程中所要考量的自由裁量因素。根据《生活饮用水卫生监督管理办法》第二十七条的规定，应当处以违法所得1~3倍的罚款。根据上述裁量情节，对该公司的上述违法行为处以违法所得1.3倍的罚款，即罚款人民币13342.12元。

3. 案件的讨论。

（1）案件移送问题：由于上海市和宁波市卫生行政执法部门的联动执法，使两地的违法行为得以绳之以法。在涉及饮用水产品的监督管理中，不仅可以从生产地进行监督管理，还需要加强对销售地的监督管理，建立监管部门的案件协查机制，从根本上打击涉及饮用水产品违法行为。

（2）无许可批件的成品处理：由于《生活饮用水卫生监督管理办法》中无对无许可批件产品进行控制和没收产品的相关规定。根据《国务院关于加强食品等产品安全监督管理的特别规定》第二条“本规定所称产品除食品外还包括使用农产品、药品等与人体健康和生命安全有关的产品”，涉及饮用水产品是否属于该《特别规定》调整的范围，值得讨论。如果属于调整范围，可依法没收违法产品和用于违法生产的工具、设备、原材料等物品，责令企业立即整改，并要求其召回违法产品。

（三）教学要求

1. 了解。

（1）涉及饮用水卫生安全产品卫生监督的概念。

（2）涉及饮用水卫生安全产品定义、分类和分级审批的相关规定。

2. 熟悉。

（1）涉及饮用水卫生安全产品卫生监督执法要点。

（2）涉及饮用水卫生安全产品卫生行政执法的相关法律依据，及有关注意事项。

3. 掌握。

（1）涉及饮用水卫生安全产品案件调查中主、客体认定。

（2）涉及饮用水卫生安全产品案件违法事实的认定、证据的采集、自由裁量因素考量。

（3）涉及饮用水卫生安全产品案件执法过程存在的、需要反思的问题。

（4）涉及饮用水卫生安全产品案件相关处罚程序、文书的制作。

三、参考资料

《中华人民共和国行政处罚法》

《生活饮用水卫生监督管理办法》

《卫生行政处罚程序》

《卫生行政执法文书规范》（2012 版）

卫生部关于印发《涉及饮用水卫生安全产品分类目录》的通知

附件 3

非法为他人施行计划生育手术等案案例分析　教学大纲

课程编号：案例 2013-003　　　　学时：1.5

一、大纲说明

（一）教学对象

设区的市级、县级卫生监督机构基层复合型卫生监督人才。

（二）教学方式

网络讲座。

（三）考核方式

案例分析试题。

二、教学内容与要求

（一）教学目的

通过本课程的教学，使卫生监督员了解该起非法为他人施行计划生育手术违法行为案件的查办过程，掌握如何进行调查取证，正确认定违法事实和非法所得，正确适用法律，进一步提高卫生监督员在打击医疗机构违反计划生育法律法规案件的思路和办案能力。

（二）教学内容

1. 案件介绍　2012 年 9 月 10 日，奉化市卫生局发现当事人在社会上散发的医疗杂志“无痛人流”广告，予以立案调查。组织打击“两非”联合执法工作组对该门诊部检查，现场发现 B 超诊断仪、电动流产吸引器、人流包、宫内节育器、缩宫素等药品和器械。根据 B 超电脑主机上提取病人信息，利用计生部门的流动人口信息库，最后共查找到病人 3 名，取得了病人陈述、收款收据和发票等关键性证据。根据《中华人民共和国人口与计划生育法》依法作出作出了警告、没收违法所得 10354 元和处以违法所得 3 倍的罚款的行政处罚。

2. 案件办理要点。

（1）启动联合执法机制：着重介绍打击“两非”成员单位开展联合执法活动，做到分工明确，相互配合，使得案件调查得以顺利开展。

（2）正确适用法律：非法为他人施行计划生育手术案件受《中华人民共和国母婴保健法》、《中华人民共和国人口与计划生育法》和《医疗机构管理条例》的调整。本案根据法律适用原则，综合分析最终决定适用《中华人民共和国人口和计划生育法》的理由。

3. 案件讨论。

（1）施行计划生育手术的动机的调查的必要性：病人为什么要接受计划生育手术，对案件违法事实的定性和适用法律有直接影响。

（2）违法所得认定：本案违法所得是否要剔除计划生育手术以外其他疾病所产生的治疗费用值得深思。

（3）非法进行节育手术罪：着重介绍了“非法进行节育手术罪”立案追诉标准以及本案不符合立案追诉标准的理由。

（三）教学要求

1. 了解。

（1）非法为他人施行计划生育手术案件的危害性。

（2）非法为他人施行计划生育手术案件取证困难和应对之策。

（3）未取得护士执业证书的人员从事护理活动的法律适用。

2. 熟悉。

（1）非法为他人施行计划生育手术案件的特点和查办难度。

（2）电子证据转化书证的方法。

（3）案件执法过程存在的、需要反思的问题。

（4）非法进行节育手术罪的立案追诉标准。

3. 掌握。

（1）卫生行政处罚案件办理的基本要求。

（2）非法为他人施行计划生育手术案件调查取证的原则和要点，事实认定和法律适用。

（3）卫生行政处罚相关文书的制作原则。

三、参考资料

《中华人民共和国行政处罚法》

《中华人民共和国行政强制法》

《卫生行政处罚程序》

《卫生行政执法文书规范》（2012 版）

《中华人民共和国人口与计划生育法》

《中华人民共和国母婴保健法》

《医疗机构管理条例》

《护士条例》

《最高人民检察院、公安部关于公安机关管辖的刑事案件立案追诉标准的规定（一）》

附件 4

一起非法医疗美容案案例分析教学大纲

课程编号：案例 2013-004　　　　　学时：1.5

一、大纲说明

（一）教学对象

设区的市级、县级卫生监督机构基层复合型卫生监督人才。

（二）教学方式

网络讲座。

（三）考核方式

案例分析试题。

二、教学内容与要求

（一）教学目的

通过非法医疗美容案例教学，使卫生监督员了解该起租用酒店客房开展非法医疗美容案的查办过程，掌握调查取证的基本要求和新型非法医疗美容案例的特点及查办方法，熟悉医疗美容制度、行政处罚的相关规定，进一步提高卫生监督执法能力。

（二）教学内容

1. 案件介绍　2012 年 8 月 13 日绍兴市卫生局接到市民王女士关于陈某在市区 S 五星级酒店以香港某公司的名义开展医疗美容的投诉，及时予以立案。通过举报人提供的线索，在公安局的协助下，多频次查询系统，基本锁定相关嫌疑人员，9 月 6 日嫌疑人入住 S 酒店，有从事非法医疗美容嫌疑。9 月 7 日上午，在公安机关的配合下，对嫌疑人入住的三间客房进行突击检查，现场查获一次性手术单、美容针剂、医用纱布、氯霉素、盐酸肾上腺素、盐酸利多卡因注射液、针头、注射器等医用药品器械；客户资料的文件夹 2 个；P90 手持无线 POS 一台，4 名工作人员未出示医师执业证书。利用公安留置等手段，对相关人员进行询问调查及相应的取证，查实陈某未取得《医疗机构执业许可证》开展擅自开展医疗美容，核定非法所得叁拾陆万元整，快速作出处理措施，根据《医疗机构管理条例》和《医疗美容管理办法》对当事人陈某处以没收非法所得人民币 36 万元整、没收现场查获的药品器械、罚款人民币壹万元整的行政处罚。

2. 案件办理要点。

（1）违法主体认定：通过陈某与香港公司合作、陈某与 S 酒店的租赁，区别相互关系，认定责任主体。

（2）违法事实认定和证据：根据所提取的物证、当事人陈述、证人证言、现场笔录等所证明的内容，形成完整的证据链，认定违法事实。

（3）违法所得认定：利用打击非法行医部门合作机制调取了 POS 机交易信息认定违法所得。

（4）新型非法医疗美容的特点：通过举报人提供的线索，掌握非法医疗美容嫌疑人活动的规律和线索；鉴于医疗美容服务场所的隐蔽性，服务对象的私密性，以及卫生行政机关职权的局限性，借助公安机关来打击非法医疗美容活动。

3. 案件讨论。

（1）案件的新颖性：美容场所特殊，借助五星级酒店内开展非法医疗美容客户资料均用编号或是简称代替，活动具有较强的私密性；以境外知名美容机构进行包装，采用“公司+美容机构+本地联系人”方式，通过市区或周边的一些生活美容机构介绍、熟人介绍熟人、前面接受过医疗美容服务的人介绍新客人来招揽服务对象，具有较强的欺骗性；服务对对象的特殊性，调查取证难度较大。

（2）法律适用争议：结合案例，就未取得《医疗机构执业许可证》从事医疗美容活动，均已违反《医疗机构管理条例》和《医疗美容管理办法》的相关规定，在具体适用法律时，按照遵循特殊法优于普通法的原则，就查处非医师行医时是否适用《中华人民共和国执业医师法》进行剖析。

（三）教学要求

1. 了解。

（1）非法医疗美容案的欺骗性和危害性。

（2）非法医疗美容案在取证及调查阶段的困难和应对之策。

（3）本案在办案过程中的争议和观点。

2. 熟悉。

（1）租用酒店房间开展非法医疗美容案的特点和查办难度。

（2）医疗美容案的特征和取证的方法。

（4）借鉴刑事办案取证方式的应用和注意点。

（3）在案件查办过程中突发事件的应对策略。

3. 掌握。

（1）卫生行政处罚案件办理的基本要求。

（2）非法医疗美容案调查取证的原则和要点，事实认定和法律适用。

（3）卫生行政处罚相关文书的制作原则。

三、参考资料

《中华人民共和国行政处罚法》

《中华人民共和国执业医师法》

《医疗机构管理条例》

《医疗机构管理条例实施细则》

《医疗美容服务管理办法》

《中华人民共和国行政复议法》

《中华人民共和国行政诉讼法》

《中华人民共和国刑法》

附件 5

一例多次非法行医涉嫌犯罪移送司法案案例分析　教学大纲

课程编号：案例 2013-005　　　　学时：1.5

一、大纲说明

（一）教学对象

设区的市级、县级卫生监督机构基层复合型卫生监督人才。

（二）教学方式

网络讲座。

（三）考核方式

案例分析试题。

二、教学内容与要求

（一）教学目的

通过一例多次非法行医涉嫌犯罪移送司法案案例教学，使卫生监督员了解卫生行政部门与公安部门在非法行医涉嫌犯罪案件查处过程中的职责分工与衔接要求，掌握非法行医证据采集方式方法，掌握非法行医涉嫌犯罪案件构成要件、移送司法依据和程序，进一步提升此类案件的查办能力，规范医疗服务市场秩序。

（二）教学内容

1. 案情介绍　当事人具有执业助理医师资格，2010 年因未取得《医疗机构执业许可证》开展诊疗活动受到卫生行政部门行政处罚，2012 年因群众投诉再次被查处。2013 年，卫生监督员在卫生执法中再次发现当事人涉嫌非法行医，通过加强巡查、蹲点守候发现当事人再次开展诊疗活动时，采用分组检查、全程录像、提取病例询问笔录取得当事人非法行医的确凿证据。根据《行政执法机关移送涉嫌犯罪案件的规定》，将案件成功移送公安机关。

2. 办案要点。

（1）违法事实认定：本案通过提取现场检查笔录、诊疗场所外部照片、查找诊疗痕迹、从以往行政处罚案卷中提取相关材料，提取现场检查的视听资料，患者的询问笔录，形成本案的证据链。

（2）涉嫌非法行医犯罪构成要件：按个人未取得《医疗机构职业许可证》开办医疗机构认定犯罪主体。根据《最高人民法院关于审理非法行医刑事案件具体应用法律若干问题的解释》的规定，非法行医被卫生行政部门处罚两次以后，再次非法行医等犯罪情节的认定。

（3）非法行医涉嫌犯罪案件移送程序：卫生行政部门依据《行政处罚法》、《行政执法机关移送涉嫌犯罪案件的规定》等相关条款规定依法进行移送。起草移送书与准备移送材料，移送审批与移送时限，配合公安部门对非法行医涉嫌犯罪事实进行确认，协助公安提取多次行政诉讼判决书，和公安部门协商涉案物品修理及同意取保候审事项。

3. 案件讨论。

（1）执业医师资格认定：《中华人民共和国执业医师法》出台前后对执业医师资格认定问题是本案当事人是否存在非法行医的前提，是围绕案件的多次行政复议与行政诉讼的争议焦点，也是当事人第三次非法行医能否成功移送的关键。本案当事人因提供虚假证明，被依法取消执业医师资格，但经考试取得执业助理医师资格未被取消，不适用《最高人民法院关于审理非法行医刑事案件具体应用法律若干问题的解释》第一条第（一）项对“非法行医”未取得医师资格的规定，当事人伪造“医学专业技术职务任职资格”证明的行为，不符移送刑法追责范围且已过行政责任追诉期限。本次案件移送适用第一条第（二）项与前两次行政处罚对事实的认定一致，证据充分，同样达到了执法目的。

（2）非法行医涉嫌犯罪是否该作出行政处罚：结合本案案情，从刑罚和行政处罚的本质、制裁目的和手段、相关法律依据等方面阐述本案不再作出行政处罚的理由和依据。

（三）教学要求

1. 了解。

（1）非法行医、执业医师资格、医疗机构等基本概念。

（2）非法行医涉嫌犯罪案件卫生行政部门与公安部门的职责分工与协作机制。

（3）执业医师资格认定条件与相关规定。

2. 熟悉。

（1）非法行医行政处罚案件法律适用与程序。

（2）非法行医事实认定与证据的对应关系。

（2）案件查办过程中遭遇人身安全危险时的防范与应对。

3. 掌握。

（1）卫生行政处罚的概念、原则、处罚程序在非法行医涉嫌犯罪案件中的具体操作。

（2）非法行医涉嫌犯罪案件的调查取证方式方法与事实认定。

（3）非法行医涉嫌犯罪案件构成要件，移送司法的依据、程序、注意事项等。

三、参考资料

《中华人民共和国行政处罚法》

《中华人民共和国执业医师法》

《医疗机构管理条例》

《医疗机构管理条例实施细则》

《行政执法机关移送涉嫌犯罪案件的规定》

《最高人民法院关于审理非法行医刑事案件具体应用法律若干问题的解释》

《中华人民共和国刑法》

卫生监督现场快速检测技术培训课程规划书

一、卫生监督现场快速检测工作概述

卫生监督是国家管理卫生事务的重要形式，其基本任务是维护公共卫生秩序和医疗服务秩序，保护人民群众健康，促进经济社会协调发展。因此，卫生监督工作要紧紧围绕服务经济社会发展大局，要把卫生监督工作放到深化医药卫生体制改革和卫生计生工作的全局中去研究谋划，坚持改革创新，把提高人民健康水平，维护人民群众健康权益作为各项卫生监督工作的出发点和落脚点。

随着社会改革的深入发展，我国整体经济实力不断增强，人民生活水平逐步提高，国家和社会对卫生监督工作提出了更高的要求。卫生监督能力建设是卫生监督体制改革和卫生监督体系建设的重要内容。因此，不断完善和加强卫生监督能力建设，发挥卫生监督工作效能，是当前和今后一段时期内卫生改革与发展中的一项主要任务。《卫生事业发展“十二五”规划》明确指出，卫生监督工作应以基层卫生监督机构能力建设为契机，积极促进卫生监督体系建设和人才队伍建设，坚持“公正、廉洁、高效、便民”，规范卫生监督执法行为，努力推进卫生监督各项工作实现跨越式发展。

卫生监督工作是一项具有综合性、技术性和科学性的行政执法工作，与其他行政执法工作的最大区别是具有较强的专业技术性。卫生监督现场快速检测工作是卫生行政执法专业技术性的具体体现，为监督执法工作提供了科学、快捷的技术支撑，提高了卫生监督的科学性和公正性。因此，现场快速检测工作是卫生监督能力建设的重要内容。

2005年原卫生部39号令《关于卫生监督体系建设的若干规定》第十五条明确指出：各级卫生监督机构应当根据工作需要配备相关专业技术人员和条件，承担卫生监督的现场检测、执法取证等工作；同年下发的《卫生监督机构建设指导意见》中明确了“省、设区的市和县级卫生监督机构现场快速检测设备和防护设备装备标准”；2011年12月8日，原卫生部印发了《卫生监督机构装备标准（2011版）》，对原装备标准进行了修订。与此同时，2011年原卫生部和财政部联合下发“关于下达医药卫生体制改革补助资金的通知”中对于中西部的2234个县级卫生监督机构每县补助95万元用于购置现场快速检测设备、执法装备和办公用品。根据以上文件要求，全国各级卫生监督机构在地方各级政府的支持下配备了相当数量的仪器设备，现场快速检测工作得以快速发展，并在日常卫生监督执法、突发公共卫生事件现场处置和重大活动卫生保障工作中发挥了重要作用，同时为卫生监督队伍树立良好的社会形象起到了巨大的推动作用。

目前制约卫生监督现场快速检测工作的因素仍然很多，如现场快速检测结果在卫生监督执法中如何采信问题、现场快速检测方法不完善、现场快速检测日常运行经费不足、人才队伍建设等问题，造成全国卫生监督机构现场快速检测设备装备率低、使用率不高、地区发展不均衡等问题。对此，国家卫生计生委综合监督局、监督中心一直将现场快速检测工作作为卫生监督机构能力建设的重要内容。综合监督局积极协调国家财政等部门，探讨解决现场快速检测日常运行经费的办法和途径；卫生监督中心近些年来从现场快速检测设备的规范使用、快检方法标准的研究等方面开展工作，如编制完成《卫生监督现场快速检测技术指南培训教材》、《卫生监督现场快速检测技术通用要求》（卫生行业标准）。目前正在组织拍摄卫生监督现场快速检测教学片和开展全国各级卫生监督机构的现场快速检测设备配置情况调查，旨在全面推动卫生监督现场快速检测工作的深入开展。

二、卫生监督机构职责分析

卫生监督体制改革后，各级卫生监督机构行政上隶属于同级卫生行政部门，主要承担公共卫生、医疗服务、计划生育监管的监督执法工作，具体为：依法监督传染病防治工作；依法监督管理消毒产品、生活饮用水及涉及饮用水卫生安全产品；依法监督管理公共场所、职业、放射、学校卫生等工作；依法监督医疗机构和采供血机构及其执业人员的执业活动，整顿和规范医疗服务市场，打击非法行医和非法采供血行为等方面的工作领域。以上专业领域按照《卫生监督机构装备标准（2011 版）》要求，都有相应的现场快速检测设备。

三、所需能力、技能、知识及政策分析

卫生监督现场快速检测的人员也是卫生监督员，因此，对于从事现场快速检测的卫生监督员提出了更高的要求，既要具备卫生监督相关的专业和法律知识，同时又要具备检验检测的基本技能。这也符合《2011-2015 年全国卫生监督员培训规划》中指出的：“卫生监督员要适应新形势下的卫生监督执法需求，必须具备有一定的学历层次和专业知识结构，很好的掌握相关的法律知识、专业知识、监督检测、调查办案、应急处置、信息技术、科学研究综合协调等各方面的技能，以提升卫生监督工作的质量、效率、效果和形象。

四、培养目标

按照《2011-2015 年全国卫生监督员培训规划》的整体要求，结合卫生监督工作和卫生监督现场快速检测人员队伍建设的实际情况，以提高各级卫生监督员现场快速检测的基本理论、基础知识、基本技能为重点，开展各种形式的培训和培养，推动卫生监督能力建设水平。基层卫生监督人员作为一线执法的主力军，更要作为培训的重点对象，以满足基

层卫生监督工作需要。基层复合型卫生监督人才培训课程（卫生监督现场快速检测部分）的培养目标为：使基层卫生监督员通过本课程的学习，掌握基本的检验检测和质量控制知识。了解配置标准中现场快速检测设备的工作原理和相关技术领域检测的国家标准、行业标准总体情况，掌握现场快速检测基础知识、基本理论、基本技能和相关现场快速检测标准；使之具有综合监管执法能力和公共卫生服务保障能力的基层复合型卫生监督人才队伍。

六、课程规划

课程序号	课程名称	学时	课程概述	教学大纲	推荐师资及所属单位
快检 2014-001	卫生检测基础	2	通过本课程的教学，使卫生监督员对卫生检验检测的基本概念、理论体系和相关内容有一定的了解和掌握，学会在卫生监督现场快速检测实践中准确运用卫生检验检测的相关原理和知识，执法效能	见附件1	略
快检 2014-002	卫生监督现场快速检测概述	1	通过本课程的教学，使卫生监督员对卫生监督现场快速检测基本术语和概念、卫生监督现场快速检测的应用、现场快速检测质量关键点控制以及现场快速检测技术指南通用要求有清楚的了解和认知，了解卫生监督现场快速检测技术发展现状、应用领域；清楚影响现场快速检测的质量关键控制点或环节，掌握质量控制手段和措施	见附件2	略
快检 2014-003	量值溯源、设备实施检定/校准以结果的确认	2	通过本课程的教学，使卫生监督员对量值溯源的概念、方法有总体的掌握，熟悉常用快速检测设备的检定/校准的要求以及检定/校准结果的确认	见附件3	略
快检 2014-004	室内空气卫生监督现场快速检测相关专业	2	通过本课程的教学，使卫生监督员对室内空气卫生监督各领域现场快速检测的设备、方法、检测项目有一定的了解、熟悉和掌握，能学会运用配制设备开展相关项目的检测活动。进一步提升卫生监督能力建设	见附件4	略
快检 2014-005	生活饮用水和游泳池水卫生监督现场快速检测相关专业	2	通过本课程的教学，使卫生监督员对生活饮用水和游泳池水卫生监督各领域现场快速检测的设备、方法、检测项目有一定的了解、熟悉和掌握，能学会运用配制设备开展相关项目的检测活动。进一步提升卫生监督能力建设	见附件5	略

续 表

课程序号	课程名称	学时	课程概述	教学大纲	推荐师资及所属单位
快检 2014-006	学校卫生监督现场快速检测相关专业	2	通过本课程的教学，使卫生监督员对学校卫生监督各领域现场快速检测的设备、方法、检测项目有一定的了解、熟悉和掌握，能学会运用配制设备开展相关项目的检测活动。进一步提升卫生监督能力建设	见附件 6	略
快检 2014-007	传染病及各类医疗机构卫生监督现场快速检测相关专业	2	通过本课程的教学，使卫生监督员对传染病及各类医疗机构卫生监督各领域现场快速检测的设备、方法、检测项目有一定的了解、熟悉和掌握，能学会运用配制设备开展相关项目的检测活动。进一步提升卫生监督能力建设	见附件 7	略
快检 2014-008	放射防护卫生监督现场快速检测相关专业	2	通过本课程的教学，使卫生监督员对放射防护卫生监督各领域现场快速检测的设备、方法、检测项目有一定的了解、熟悉和掌握，能学会运用配制设备开展相关项目的检测活动。进一步提升卫生监督能力建设	见附件 8	略
快检 2014-009	卫生标准化建设	1	通过本课程的教学，使卫生监督员掌握卫生标准框架体系的建设、卫生标准建设的基本内容、方法，进一步提高卫生监督员素质建设	见附件 9	略
快检 2014-010	卫生现场快速检测技术指南通则	1	通过本课程的教学，使卫生监督员在进行现场快速检测工作中能够对影响检测结果准确性与稳定性因素（如人员、设施、设备、方法、试剂耗材、质量保证、工作策划与准备、现场检测、结果报告等内容）进行识别，从而达到能够规范和指导卫生监督人员在应用现场快速检测技术时理解和掌握质量控制关键内容，确保检测结果准确可靠	见附件 10	略

附件 1

卫生检测基础　教学大纲

课程编号：快检 2014-001　　　　　学时：2

一、大纲说明

（一）教学对象

设区的市级、县级卫生监督机构基层复合型卫生监督人才。

（二）教学方式

网络讲座。

（三）考核方式

试题考核。

二、教学内容与要求

（一）教学目的

通过本课程的教学，使卫生监督员对卫生检验检测的基本概念、理论体系和相关内容有一定的了解和掌握，学会在卫生监督现场快速检测实践中准确运用卫生检验检测的相关原理和知识。

（二）教学内容

第一章　绪论

第一节　卫生检验技术概述

一、卫生检验的分类和特点

二、卫生检验工作的一般程序、要求

三、卫生检验的技术标准

四、我国卫生检验发展状况

第二节　卫生检验样品采集及处理方法

一、样品采集原则及其方法

二、样品保存原则及方法

三、常用的样品前处理

第三节　卫生检验结果的报告

一、检验结果的表示方法

二、检测报告书的一般格式

第四节　卫生检验工作的质量保证及控制

一、质量管理体系

二、质量控制的措施

三、质量评价的方法

第二章　卫生检验基础

第一节　卫生理化检验

一、化学分析

1. 容量分析

2. 重量分析

二、仪器分析

1. 概述

2. 特点

3. 分析方法

（1）电位分析法

（2）紫外-可见分光光度法

（3）原子荧光分析法

（4）原子吸收分光光度法（ICP-MS）

（5）高效液相色谱法（HPLC-MS-MS）

（6）气相色谱法（GC-MS）

三、现场快速检测技术与仪器

第二节　卫生微生物学检验

1. 卫生微生物学检验定义和分类

2. 卫生微生物学检验样品采集、保存、运输

3. 卫生微生物学检验原则及实验室质量控制

4. 卫生指示菌和特定菌检验方法

（三）教学要求

1. 掌握　掌握卫生检验基本概念；掌握卫生检验基本方法和原理。

2. 熟悉　熟悉卫生检验学基础理论知识；熟悉卫生检验学的分类；熟悉卫生检验应用领域 。

3. 了解　了解卫生检验学在卫生监督检验技术领域的作用。

附件 2

卫生监督现场快速检测概述　教学大纲

课程编号：快检 2014-002　　　　　学时：1

一、大纲说明

（一）教学对象

设区的市级、县级卫生监督机构基层复合型卫生监督人才。

（二）教学方式

网络讲座。

（三）考核方式

试题考核。

二、教学内容与要求

（一）教学目的

通过本课程的教学，使卫生监督员对卫生监督现场快速检测基本术语和概念、卫生监督现场快速检测的应用、现场快速检测质量关键点控制以及现场快速检测技术指南通用要求有清楚的了解和认知，了解卫生监督现场快速检测技术发展现状、应用领域；清楚影响现场快速检测的质量关键控制点或环节，掌握质量控制手段和措施。

（二）教学内容

第一章　概述

1. 卫生监督现场快速检测的概念

（1）卫生监督现场快速检测的定义

（2）卫生监督现场快速检测的特点

（3）卫生监督现场快速检测的分类

1）根据检测要求分类

2）根据检测原理分类

2. 卫生监督现场快速检测技术应用与发展

（1）应用现况

（2）发展方向

第二章　卫生监督现场快速检测技术应用

1. 适用范围与仪器选择原则

2. 现场检测常用指标和标准

第三章　现场快速检测关键点控制

1. 人员管理

2. 仪器设备与标准物质

3. 量值溯源与期间核查

4. 检测方法的选择和应用

5. 作业指导书（SOP）的编制与应用

6. 检测环境分析与控制

7. 采样抽样及样品管理

8. 原始数据的记录与使用

9. 数据处理和分析

（三）教学要求

1. 掌握　掌握卫生监督现场快速检测概念；掌握卫生监督现场快速检测仪器选择基本原则；掌握专业领域的现场快速检测项目和卫生标准要求。

2. 熟悉　熟悉卫生监督现场快速检测的应用与发展；熟悉卫生监督现场快速检测的分类，熟悉现场快速检测关键点控制。

3. 了解　了解卫生现场快速检测的历史沿革；技术发展方向。

三、参考资料

《卫生监督现场快速检测技术指南　通则》

附件 3

量值溯源、设备实施检定/校准以结果的确认　教学大纲

课程编号：快检 2014-003　　　　　学时：2

一、大纲说明

（一）教学对象

设区的市级、县级卫生监督机构基层复合型卫生监督人才。

（二）教学方式

网络讲座。

（三）考核方式

试题考核。

二、教学内容与要求

（一）教学目的

通过本课程的教学，使卫生监督员对量值溯源的概念、方法有总体的掌握，熟悉常用快速检测设备的检定/校准的要求以及检定/校准结果的确认。

（二）教学内容

第一节　量值溯源的概念和要求

1. 量值传递和量值溯源的概念
2. 量值溯源的要求
3. 量值溯源的途径和手段

第二节　量值溯源的实施

1. 量值传递的方式
2. 量值溯源的实施

第三节　量值溯源中值得关注的几个问题

1. 量值溯源目的
2. 检定和校准的区别
3. 关于修正值和修正因子的应用

第四节、检定与校准结果的确认

1. 结果确认的意义
2. 结果确认的基本内容和要求

（三）教学要求

1. 掌握　掌握量值溯源的概念、途径和手段。
2. 熟悉　熟悉常用快速检测设备的检定/校准的要求以及检定/校准结果的确认。
3. 了解　了解检定和校准的区别以及修正值和修正因子的应用。

三、参考资料

CNAS-CL06：2011《量值溯源要求》

附件 4

室内空气卫生监督现场快速检测　教学大纲

课程编号：快检 2014-004　　　　学时：2

一、大纲说明

（一）教学对象

设区的市级、县级卫生监督机构基层复合型卫生监督人才。

（二）教学方式

网络讲座。

（三）考核方式

试题考核。

二、教学内容与要求

（一）教学目的

通过本课程的教学，使卫生监督员对室内空气卫生监督领域中现场快速检测的设备、方法、检测项目有一定的了解、熟悉和掌握，能学会运用配制设备开展相关项目的检测活动。进一步提升卫生监督能力建设。

（二）教学内容

第一章　室内空气领域卫生监督现场快速检测　总论

第二章　室内空气领域卫生监督现场快速检测　分论

1. 二氧化碳

（1）检测依据

（2）检测原理

（3）操作方法及注意事项

（4）检测结果判定

（5）仪器检定校准与日常维护

2. 一氧化碳

（1）检测依据

（2）检测原理

（3）操作方法及注意事项

（4）检测结果判定

（5）仪器检定校准与日常维护

3. 总挥发性有机物

（1）检测依据

（2）检测原理

（3）操作方法及注意事项

（4）检测结果判定

（5）仪器检定校准与日常维护

4. 甲醛

（1）检测依据

（2）检测原理

（3）操作方法及注意事项

（4）检测结果判定

（5）仪器检定校准与日常维护

5. 臭氧

（1）检测依据

（2）检测原理

（3）操作方法及注意事项

（4）检测结果判定

（5）仪器检定校准与日常维护

6. 可吸入颗粒物

（1）检测依据

（2）检测原理

（3）操作方法及注意事项

（4）检测结果判定

（5）仪器检定校准与日常维护

7. 氨

（1）检测依据

（2）检测原理

（3）操作方法及注意事项

（4）检测结果判定

（5）仪器检定校准与日常维护

8. 氡

（1）检测依据

（2）检测原理

（3）操作方法及注意事项

（4）检测结果判定

（5）仪器检定校准与日常维护

（三）教学要求

1. 掌握　掌握二氧化碳等检测项目现场快速检测方法以及结果判定。

2. 熟悉　熟悉室内空气专业领域常用快速检测设备的检定/校准的要求、日常维护。

3. 了解　了解室内空气专业领域二氧化碳等检测项目现场快速检测原理。

三、参考资料

GB/T 18204. 24 公共场所空气中二氧化碳检验方法

GB/T 18204. 23 公共场所空气中一氧化碳检验方法

GB/T 18883 附录 D 气相色谱法 光离子化传感器检测

GB/T 18204. 26 公共场所空气中甲醛测定方法

GB/T18204. 27 公共场所空气中臭氧测定方法

WS/T 206　公共场所空气中可吸入颗粒物（PM10）测定方法 光散射法

GB/T 14582 环境空气中氡的标准测量方法

附件 5

生活饮用水和游泳池水卫生监督现场快速检测　教学大纲

课程编号：快检 2014-005　　　　学时：2

一、大纲说明

（一）教学对象

设区的市级、县级卫生监督机构基层复合型卫生监督人才。

（二）教学方式

网络讲座。

（三）考核方式

试题考核。

二、教学内容与要求

（一）教学目的

通过本课程的教学，使卫生监督员对生活饮用水和游泳池水卫生监督领域中现场快速检测的设备、方法、检测项目有一定的了解、熟悉和掌握，能学会运用配制设备开展相关项目的检测活动。进一步提升卫生监督能力建设。

（二）教学内容

第一章　生活饮用水

一、概述

二、pH 值

1. 检测依据
2. 检测原理
3. 操作方法及注意事项
4. 数据处理及判定
5. 仪器检定校准与日常维护

三、浑浊度

1. 检测依据
2. 检测原理
3. 操作方法及注意事项
4. 数据处理及判定

5. 仪器检定校准与日常维护

四、电导率

1. 检测依据

2. 检测原理

3. 操作方法及注意事项

4. 数据处理及判定

5. 仪器检定校准与日常维护

五、亚硝酸盐

1. 检测依据

2. 检测原理

3. 操作方法及注意事项

4. 数据处理及判定

5. 仪器检定校准与日常维护

六、硫酸盐

1. 检测依据

2. 检测原理

3. 操作方法及注意事项

4. 数据处理及判定

5. 仪器检定校准与日常维护

七、总硬度

1. 检测依据

2. 检测原理

3. 操作方法及注意事项

4. 数据处理及判定

5. 仪器检定校准与日常维护

八、二氧化氯

1. 检测依据

2. 检测原理

3. 操作方法及注意事项

4. 数据处理及判定

5. 仪器检定校准与日常维护

九、游离氯

1. 检测依据

2. 检测原理

3. 操作方法及注意事项

4. 数据处理及判定

5. 仪器检定校准与日常维护

第二章　游泳池水

一、概述

二、电导率

1. 检测依据

2. 检测原理

3. 操作方法及注意事项

4. 数据处理及判定

5. 仪器检定校准与日常维护

三、浊度

1. 检测依据

2. 检测原理

3. 操作方法及注意事项

4. 数据处理及判定

5. 仪器检定校准与日常维护

四、余氯/游离氯

1. 检测依据

2. 检测原理

3. 操作方法及注意事项

4. 数据处理及判定

5. 仪器检定校准与日常维护

五、尿素

1. 检测依据

2. 检测原理

3. 操作方法及注意事项

4. 数据处理及判定

5. 仪器检定校准与日常维护

六、余氯/游离氯

1. 检测依据

2. 检测原理

3. 操作方法及注意事项

4. 数据处理及判定

5. 仪器检定校准与日常维护

七、水温

1. 检测依据

2. 检测原理

3. 操作方法及注意事项

4. 数据处理及判定

5. 仪器检定校准与日常维护

（三）教学要求

1. 掌握　掌握生活饮用水和游泳池水中相关检测项目现场快速检测方法以及结果判定。

2. 熟悉　熟悉生活饮用水和游泳池水领域常用快速检测设备的检定/校准的要求、日常维护。

3. 了解　了解生活饮用水和游泳池水专业领域相关检测项目现场快速检测意义及原理。

三、参考资料

GB 5749-2006　生活饮用水卫生标准

GB/T 5750-2006　生活饮用水标准检验方法

附件 6

学校卫生监督现场快速检测　教学大纲

课程编号：快检 2014-006　　　　　　学时：2

一、大纲说明

（一）教学对象

设区的市级、县级卫生监督机构基层复合型卫生监督人才。

（二）教学方式

网络讲座。

（三）考核方式

试题考核。

二、教学内容与要求

（一）教学目的

通过本课程的教学，使卫生监督员对学校卫生监督领域中现场快速检测的设备、方法、检测项目有一定的了解、熟悉和掌握，能学会运用配制设备开展相关项目的检测活动。进一步提升卫生监督能力建设。

（二）教学内容

第一章　学校卫生领域卫生监督现场快速检测　概论

第二章　学校卫生领域卫生监督现场快速检测指标

1. 教学、生活环境检测指标

2. 生活饮用水现场检测指标

3. 学校内公共场所现场检测指标

4. 教学、生活环境检测指标

第三章　教学、生活环境检测指标

1. 二氧化碳

（1）检测意义

（2）采样要求

（3）操作步骤

（4）数据处理

（5）判定标准

(6) 注意事项
(7) 维护保养
2. 温度
(1) 检测意义
(2) 采样要求
(3) 操作步骤
(4) 数据处理
(5) 判定标准
(6) 注意事项
(7) 维护保养
3. 黑板平均照度与照度均匀度
(1) 检测意义
(2) 采样要求
(3) 操作步骤
(4) 数据处理
(5) 判定标准
(6) 注意事项
(7) 维护保养
4. 课桌面平均照度与照度均匀度
(1) 检测意义
(2) 采样要求
(3) 操作步骤
(4) 数据处理
(5) 判定标准
(6) 注意事项
(7) 维护保养
5. 噪声
(1) 检测意义
(2) 采样要求
(3) 操作步骤
(4) 数据处理
(5) 判定标准
(6) 注意事项
(7) 维护保养

6. 人均面积

（1）检测意义

（2）采样要求

（3）操作步骤

（4）数据处理

（5）判定标准

（6）注意事项

（7）维护保养

7. 窗地面积比

（1）检测意义

（2）采样要求

（3）操作步骤

（4）数据处理

（5）判定标准

（6）注意事项

（7）维护保养

8. 黑板尺寸

（1）检测意义

（2）采样要求

（3）操作步骤

（4）数据处理

（5）判定标准

（6）注意事项

（7）维护保养

9. 黑板下缘距讲台距离

（1）检测意义

（2）采样要求

（3）操作步骤

（4）数据处理

（5）判定标准

（6）注意事项

（7）维护保养

10. 灯具悬挂高度距桌面的距离

（1）检测意义

（2）采样要求
（3）操作步骤
（4）数据处理
（5）判定标准
（6）注意事项
（7）维护保养
11. 黑板反射比
（1）检测意义
（2）采样要求
（3）操作步骤
（4）数据处理
（5）判定标准
（6）注意事项
（7）维护保养
12. 后墙反射比
（1）检测意义
（2）采样要求
（3）操作步骤
（4）数据处理
（5）判定标准
（6）注意事项
（7）维护保养
13. 采光系数
（1）检测意义
（2）采样要求
（3）操作步骤
（4）数据处理
（5）判定标准
（6）注意事项
（7）维护保养
14. 课桌椅功能尺寸
（1）检测意义
（2）采样要求
（3）操作步骤

（4）数据处理

（5）判定标准

（6）注意事项

（7）维护保养

15. 宿舍人均居住面积

（1）检测意义

（2）检测方法

（3）操作步骤

（4）判定标准

（三）教学要求

1. 掌握　掌握二氧化碳等检测项目现场快速检测方法以及结果判定。

2、熟悉　熟悉学校专业领域常用快速检测设备的检定/校准的要求、日常维护。

3、了解　了解学校卫生专业领域二氧化碳等检测项目现场快速检测意义及原理。

三、参考资料

GB/T 18205　学校卫生综合评价

GB/T 18204. 24　公共场所空气中二氧化碳检验方法

GB/T 17225 中小学教室采暖温度标准

GB/T 5700 照明测量方法

GB 7793　中小学教室采光和照明卫生标准

GB/T 18204. 22　公共场所噪声测定方法

GB 50099　中小学校设计规范

GB/T 5699　采光测量方法

GB/T 3976　学校课桌椅功能尺寸

附件 7

传染病及医疗机构卫生监督现场快速检测　教学大纲

课程编号：快检 2014-007　　　　　　学时：2

一、大纲说明

（一）教学对象

设区的市级、县级卫生监督机构基层复合型卫生监督人才。

（二）教学方式

网络讲座。

（三）考核方式

试题考核。

二、教学内容与要求

（一）教学目的

通过本课程的教学，使卫生监督员对传染病及各类医疗机构卫生监督领域中针对消毒效果现场快速检测的设备、方法、检测项目有一定的了解、熟悉和掌握，能学会运用配制设备开展相关项目的检测活动。进一步提升卫生监督能力建设。

（二）教学内容

第一章　消毒效果卫生监督现场快速检测　概述

第二章　消毒效果卫生监督现场快速检测

1. 有效氯含量

（1）检测目的和依据

（2）检测原理

（3）操作方法及注意事项

（4）数据处理及判定

（5）仪器检定校准、核查与日常维护

2. 紫外线强度

（1）检测目的和依据

（2）检测原理

（3）操作方法及注意事项

（4）数据处理及判定

（5）仪器检定校准、核查与日常维护

3. 环氧乙烷泄露量

（1）检测目的和依据

（2）检测原理

（3）操作方法及注意事项

（4）数据处理及判定

（5）仪器检定校准、核查与日常维护

4. 室内环境臭氧

（1）检测目的和依据

（2）检测原理

（3）操作方法及注意事项

（4）数据处理及判定

（5）仪器检定校准、核查与日常维护

5. 表面洁净度

（1）检测目的和依据

（2）检测原理

（3）操作方法及注意事项

（4）数据处理及判定

（5）仪器检定校准、核查与日常维护

（三）教学要求

1. 掌握　掌握有效氯含量等检测项目现场快速检测方法以及结果判定。

2. 熟悉　熟悉传染病及各类医疗机构领域消毒效果检测项目常用快速检测设备的检定/校准的要求、日常维护。

3. 了解　了解传染病及各类医疗机构领域消毒效果检测项目现场快速检测意义及原理。

三、参考资料

WS/T 367　医疗机构消毒技术规范

GB 19258　紫外线杀菌灯

WS/T 310. 3　医院消毒供应中心 清洗消毒及灭菌效果监测标准

附件 8

放射防护卫生监督现场快速检测　教学大纲

课程编号：快检 2014-008　　　　　学时：2

一、大纲说明

（一）教学对象

设区的市级、县级卫生监督机构基层复合型卫生监督人才。

（二）教学方式

网络讲座。

（三）考核方式

试题考核。

二、教学内容与要求

（一）教学目的

通过本课程的教学，使卫生监督员对放射防护卫生监督领域中针对消毒效果现场快速检测的设备、方法、检测项目有一定的了解、熟悉和掌握，能学会运用配制设备开展相关项目的检测活动。进一步提升卫生监督能力建设。

（二）教学内容

第一章　辐射测量物理基础

1. 射线与物质的相互作用

2. 放射性衰变

第二章　常用术语与辐射量

1. 常用术语

2. 辐射量与单位

第三章　放射防护检测相关标准

第四章　放射防护检测原理

1. 放射防护检测仪器的基本组成

2. 放射防护检测仪器的工作原理

3. 放射防护检测仪器的选择原则

第五章　放射防护检测仪器的操作方法及注意事项

1. 常用放射防护检测仪器

2. 便携式的放射防护检测仪器的基本操作方法及注意事项

第六章　放射防护检测

1. 外照射放射防护检测

2. α、β 表面污染检测

3. 数据处理和判定

第七章　仪器检定/校准与日常维护

1. 仪器检定/校准

2. 仪器维护

第八章　检测人员的个人防护

（三）教学要求

1. 掌握　掌握放射防护专业领域现场快速检测设备的操作方法以及注意事项。

2. 熟悉　熟悉放射防护专业领域常用快速检测设备的检定/校准的要求、日常维护以及相关标准。

3. 了解　了解放射防护基础理论知识及检测方法原理。

三、参考资料

GBZ165　X 射线计算机断层摄影放射防护要求

GBZ 126　电子加速器放射治疗放射防护要求

GBZ120　临床核医学放射卫生防护标准

GBZ179　医疗照射防护基本要求

GBZ/T146　医疗照射放射防护名词术语

GBZ138　医用 X 射线诊断卫生防护监测规范

GBZ131　医用 X 射线治疗卫生防护标准

GBZ126-　电子加速器放射治疗放射防护要求

GBZ121　后装 γ 源近距离治疗卫生防护标准

附件 9

卫生标准化建设　教学大纲

课程编号：快检 2014-009　　　　学时：1

一、大纲说明

（一）教学对象

设区的市级、县级卫生监督机构基层复合型卫生监督人才。

（二）教学方式

网络讲座。

（三）考核方式

试题考核。

二、教学内容与要求

（一）教学目的

通过本课程的教学，使卫生监督员掌握卫标准框架体系的建设、卫生标准建设的基本内容、方法，进一步提高卫生监督员素质建设。

（二）教学内容

第一章　卫生标准基本概念

1. 卫生标准的概念
2. 卫生标准的性质
3. 卫生标准的分类

第二章　卫生标准工作程序

1. 卫生标准制修订程序
2. 卫生标准工作内容

第三章　卫生标准体系历史及现状

1. 卫生标准体系的历史
2. 卫生标准体系现状

第四章　卫生标准管理体系

1. 卫生标准工作的管理过程
2. 卫生标准管理的法律依据
3. 卫生标准管理机构及职能

（三）教学要求

1. 掌握　掌握卫生标准概念。
2. 熟悉　熟悉卫生标准的性质及分类。
3. 了解　了解卫生标准工作程序、管理体系、历史及现状。

三、参考资料

《中华人民共和国食品安全法》
《中华人民共和国传染病防治法》
《中华人民共和国职业病防治法》
《卫生标准管理办法》
《卫生标准审查管理办法》

附件 10

卫生监督现场快速检测技术指南　通则　教学大纲

课程编号：快检 2014-010　　　　　学时：1

一、大纲说明

（一）教学对象

设区的市级、县级卫生监督机构基层复合型卫生监督人才。

（二）教学方式

网络讲座。

（三）考核方式

试题考核。

二、教学内容与要求

（一）教学目的

通过本课程的教学，使卫生监督员在进行现场快速检测工作中能够对影响检测结果准确性与稳定性因素（如人员、设施、设备、方法、试剂耗材、质量保证、工作策划与准备、现场检测、结果报告等内容）进行识别，从而达到能够规范和指导卫生监督人员在应用现场快速检测技术时理解和掌握质量控制关键内容，确保检测结果准确可靠。

（二）教学内容

第一章　管理要求

1. 组织机构　卫生监督机构应明确负责现场快速检测工作的管理部门、岗位和人员。

2. 制度　卫生监督机构应建立并实施与现场快速检测有关的制度。

3. 人员　承担卫生监督现场快速检测工作的卫生监督员的岗位资格和培训要求。

4. 设施　卫生监督现场快速检测工作应配备的工作用房及设施的要求。

5. 设备　卫生监督现场快速检测配置的仪器设备及其使用与维护要求、设施要求、保证量值准确性的要求。

6. 方法　卫生监督现场快速检测方法应用的要求。

7. 试验耗材　卫生监督现场快速检测工作中对试剂耗材验收及其处置的要求。

8. 质量保证　实施现场快速检测质量控制措施的要求。

第二章　过程控制

1. 工作策划与准备　识别现场检测任务、制定具体检测方案、准备相应需要条件的预防措施要求。

2. 现场检测　规定了实施现场快速检测过程中的质量控制要求。

第三章　结果报告

（三）教学要求

1. 掌握　掌握卫生监督现场快速检测概念；掌握卫生监督现场快速检测工作中有关人员、设施、设备、方法、试剂耗材、质量保证、工作策划与准备、现场检测、结果报告等关键质量控制要点的识别。

2. 熟悉　熟悉卫生监督现场快速检测工作方案的制定。

3. 了解　了解参考物质、有证标准物质概念。

三、参考资料

《卫生监督现场快速检测技术指南　通则》